U0219751

图书在版编目（CIP）数据

认知行为疗法中的核心胜任力：成为高效且胜任
的认知行为治疗师／（美）科里·F. 纽曼（Cory F.
Newman）著；任金涛译. —北京：中国轻工业出版
社，2024.8

ISBN 978-7-5184-4731-2

Ⅰ. ①认… Ⅱ. ①科… ②任… Ⅲ. ①认知－行为
疗法 Ⅳ. ①R749.055

中国国家版本馆CIP数据核字（2024）第070408号

责任编辑：林思语 责任终审：张乃柬
策划编辑：孙蔚雯 责任校对：刘志颖 责任监印：吴维斌

出版发行：中国轻工业出版社（北京鲁谷东街5号，邮编：100040）
印　　刷：三河市鑫金马印装有限公司
经　　销：各地新华书店
版　　次：2024年8月第1版第1次印刷
开　　本：710×1000　1/16　印张：19
字　　数：185千字
书　　号：ISBN 978-7-5184-4731-2　定价：82.00元
读者热线：010-65181109
发行电话：010-85119832　010-85119912
网　　址：http://www.chlip.com.cn　http://www.wqedu.com
电子信箱：1012305542@qq.com
版权所有　侵权必究
如发现图书残缺请拨打读者热线联系调换
230180Y2X101ZYW

Core Competencies in Cognitive-Behavioral Therapy:
Becoming a Highly Effective and Competent
Cognitive-Behavioral Therapist

认知行为疗法中的核心胜任力

成为高效且胜任的认知行为治疗师

［美］科里·F. 纽曼（Cory F. Newman）／ 著

任金涛 ／ 译　　　王建平 ／ 审校

中国轻工业出版社

译者序

我大学就读于医学院的应用心理学专业，之后在中国医科大学附属第一医院心理科读研究生并从事相关临床和基础研究，再之后在辽宁省精神卫生中心从事严重精神障碍社区管理与治疗工作。学习和工作经历让我很容易接触罹患各种各样的心理障碍的来访者，而我一直苦苦追寻如何有效地帮助他们解决痛苦的理想之法。在深入学习认知行为疗法之前，我一直在想，有没有一种心理治疗方法能够真正地"对症治疗"而不是"对病治疗"。在刚刚学习认知行为疗法的时候，我隐约觉得这种方法是"对症"的，因为我们处理的"绝望""担忧""思维反刍"等就是"症状"。直到我读到杰奎琳·B. 珀森斯（Jacqueline B. Persons）的《实践中的认知治疗：个案概念化法》（*Cognitive Therapy in Practice: A Case Formulation Approach*）这本书，其中提到认知行为疗法的干预是症状层面的干预，这进一步加深了我对认知行为疗法的认识。学习和实践中的每一步，我都在尽力地拼凑着认知行为疗法的版图（就像我们努力地评估、概念化来访者的问题，以获得个体化的治疗版图一样），直到有机会参加美国认知行为治疗学院的阿伦·P. 布里嫩［Aaron P. Brinen；现就职于德雷塞尔大学医学院精神病学系（Department of Psychiatry at Drexel University College of Medicine）］的认知行为疗法专题培训时，我才算真正进入了认知行为疗法的世界。之后我又有幸参加了中美第五届认知行为疗法培训，经过两年的学习大概构建了一个框架，掌握了认知行为疗法的基本理论、专病的基本模型以及常用的认知行为技术。但我总感觉系统培训还不够，也可能是我的领悟能力差，抑或当时的实践机会少。

所以早期，我从经典的认知行为疗法的书籍中学习，并充分利用接触来访者的实践机会，以不断完善整个框架体系——从认知行为疗法的基础到概念化，从家庭作业到预防复发，从抑郁症到强迫症，从一般压力到严重心理障碍，从技术理论到工具化使用，从儿童和青少年行为障碍到老年人的抑郁及失眠……每涉足一个新领域的知识时，我都惊喜万分。当读到本书的时候，我发现我的学习路径印证了本书中提到的胜任力的建立过程。当然学得越多，就越觉得自己学习不足。也许在成为治疗师的早期阶段，我们都有"不胜任"的担忧："面对罹患各种心理障碍的来访者，我是否有足够的胜任力来帮助他们恢复健康。"而这种担忧一定程度上又推动了治疗师的不断学习和成长。

此外，学习心理治疗是一个很艰难的过程，认知行为疗法绝不是很多人想象的那样简单，"从是什么到怎么做，从怎么做到怎么做好"，每一步都如翻山越岭。就像认知行为疗法创始人阿伦·T. 贝克（Aaron T. Beck）在他的第一本认知疗法专著中提到的，众多心理学流派"坚信自己体系的终极真理，蔑视对立的理论，坚定地强调教义和技术的纯粹性"，面对这种情况，来访者会遭遇"被困在盲目选择治疗师和相信运气之间，或者试图独自应对自己的心理问题"的困境。而新手治疗师也肯定会面临类似的困境。

科里·F. 纽曼（Cory F. Newman）的《认知行为疗法中的核心胜任力：成为高效且胜任的认知行为治疗师》（*Core Competencies in Cognitive-Behavioral Therapy: Becoming a Highly Effective and Competent Cognitive-Behavioral Therapist*）这本书，很大程度上可以帮助治疗师解决这种困境。第一，他从核心胜任力的角度出发，介绍了成为高效且胜任的治疗师的理论模型，我们参照这个学习和训练过程就非常有可能成为胜任的治疗师。第二，他从胜任力的角度出发告诉了我们要成为高效且胜任的治疗师应该遵循的原则或者标准。第三，胜任力贯穿整个治疗过程，包括治疗中的任何结构化会谈、任何技术和艺术的表现，所以我们可以在整个认知疗法框架中理解胜任力，并努力实践，我们可以在本书提供的真实案例中深入学习这些内容。第四，他强调了督导和自我反思在认知行为治疗师成长中的重要性。最后也是最重要的，他给了新手治疗师信心，我觉得每个治疗师都想成为纽曼博士那样的认知行为疗法专家。所以，我相信本书会令每一个想成为胜任的认知行为治疗师的人获益匪浅。

我在此特别感谢王建平教授。在认识王建平教授之前，我只知道她是国内仅有的几位获得美国认知治疗学院认证的督导师之一。我也曾看过她的培训内容，并且推荐新手治疗师有机会可以跟她学习，因为她的培训内容架构合理，内容全面。我在学习过程中遇到了几本觉得很好的书（本书就是其中之一）之后，鼓起勇气发邮件给王建平教授，立刻得到了王建平教授的回复，并将本书推荐给了中国轻工业出版社"万千心理"。王建平教授还对中文译稿进行了审校，提供了许多宝贵的意见。在之后与王建平教授的接触中，我感受到了她突出的人格魅力，她的豁达与无私和极高的专业素养。也许正是因为如此，认知行为疗法才能在中国蓬勃发展。同时，我要感谢我的两位朋友张雯雯（中山大学心理学硕士）和李炎新（武汉大学 – 香港树仁大学联合培养的硕士），他们是致力于心理咨询的优秀实践者，他们对本书的翻译初稿进行了修改和校对，并提出了很多宝贵建议，大大提高了译稿的准确性。一个好的出版方，一个好的编辑方能把好的书引入市场，在这里我也衷心地感谢出版方中国轻工业出版社和策划编辑孙蔚雯！

任金涛

2023 年 11 月于辽宁沈阳

致 谢

我要诚挚地感谢莱恩·斯佩里（Len Sperry）教授，他是"心理治疗中的核心胜任力"书系的主编，感谢他邀请我来撰写《认知行为疗法中的核心胜任力》这本书，也感谢他在本书出版的整个过程中给予的大力支持。同时，我也非常感谢泰勒 & 弗朗西斯集团（Taylor & Francis）所属劳特利奇（Routledge）出版社的玛尔塔·莫尔德瓦伊（Marta Moldvai）编辑，感谢她在本书从初稿到出版过程中的鼎力相助。在宾夕法尼亚大学认知治疗中心，我有很多相处了很久的同事，包括：瑞贝卡·诺格·凯泽（Rebecca Naugle Keiser）、罗斯·拉姆齐（Russ Ramsay）、凯文·库尔文（Kevin Kuehlwein）、玛丽·安妮·莱登（Mary Anne Layden）、帕特·弗兰（Pat Furlan）、瑞塔·莱恩（Rita Ryan）、汤姆·特雷德韦尔（Tom Treadwell）、克丽丝娜·库马尔（Krishna Kumar）、缇娜·因福尔扎托（Tina Inforzato）等。我对他们的工作表示敬意，感谢他们在我学术休假期间写这本书的时候付出的不懈努力。我还要感谢马克·维斯曼（Mark Whisman）让我作为客座教授去科罗拉多大学博尔德分校心理学和神经科学系，这一安排让我感到轻松、愉悦，并对创作非常有利。我也想对认知行为疗法领域中的同行们（我在本书中引用了他们的文章的那些同行）表达钦佩和感谢，感谢他们作为培训讲师、作家、治疗专家以及研究者在认知行为疗法领域做出的不可估量的贡献，并推动了这一领域的进步，他们的著作对本书的创作有重大的影响。我特别想感谢露丝·格林伯格（Ruth Greenberg）、阿特·弗里曼（Art Freeman）、罗伯特·伯奇克（Robert Berchick）和已故的弗雷德·怀特（Fred Wright），他们是我在认知治疗中心最初的督导师，从他们那里，我学会了如何成为训练有素的认知行为治疗师。最后，我以最诚挚的敬意感谢阿伦·贝克，他是我多年来的良师，他为这本书的创作以及其他许多人的工作提供了依据和灵感。

科里·F. 纽曼（Cory F.Newman）

序 言

　　多年来，我有幸参加了纽曼博士在不同国家举办的工作坊。他在工作坊中展示了科学与临床智慧的奇妙融合，我和同僚们都希望他最终能抽出时间将所有这些内容编写成一本书。因此，当我得知他完成了《认知行为疗法中的核心胜任力》这部专著时，我感到非常激动，也非常荣幸能够受他邀请来撰写本序言。

　　心理治疗的胜任力问题并不算新议题，但随着心理治疗日渐成为基本公共卫生服务的一部分，人们对该议题的兴趣也日益增长。

　　自皮埃尔·让内（Pierre Janet）和西格蒙德·弗洛伊德（Sigmund Freud）开创心理治疗以来，很长一段时间，心理治疗这个新兴领域更多是由直觉而非实证研究主导。这在今天看来似乎难以置信，但事实是，在 60 年前，心理治疗的实证研究几乎没有。彼时，人们对心理治疗效果的看法非黑即白。有些人认为心理治疗是 20 世纪最伟大的创举之一，但其他一些人则将之视为又一种江湖医术（quackery）而已。而那些倾向于用实证方法去看待心理治疗效果这一问题的人，尽管是少数派，却在学术界成功引领了新的浪潮。

　　实证研究的方法是非常成功的。当前，我们有相当数量的心理干预手段去治疗大多数精神障碍。行为疗法以及之后的认知疗法在这场历史性变革中起到了重要作用。西格蒙德·弗洛伊德在阐述其治疗技术的著作中所提及的那些泛泛而谈的指南，如今已被细节详尽的治疗手册所取代。这些手册与理论取向高度契合，其中记载的实操技术都已经得到了仔细的评估，进而促使了心理治疗师胜任力量表的问世。

受医学研究的启发，早期的这些实证研究通常假设：治疗程序是患者临床变化的主要因素。然而，临床经验表明，治疗联盟的重要性也不应该被低估。科学家为了用实验数据证实治疗联盟的重要性，着实也花费了不少的时间。如今，我们已经确切地知道，治疗联盟对患者的心理改变的重要性不亚于治疗程序。

目前，科学界达成了如下共识：心理治疗确实有效，而且心理治疗师通过治疗技术和治疗联盟实现了来访者的心理改变。于是，之后的科学研究者开始转向审视在培训心理治疗师时所使用的程序。然而，相当尴尬的事实是，培训依然更多地基于常识和口授心传，而不是基于循证的教学程序。专家治疗师凭着合理的直觉但没有得到实验验证的方式去培训数量不多的候选人，而对于追求科学严谨性的治疗流派来说，这种状况显然不能令人满意。

因此，这个问题也必须以实证的方式解决。最终，研究证明，专家治疗师是正确的。现在，我们知道没有白费力气：工作坊和督导的确极大地改善了受训者的治疗表现，并使他们在提供心理治疗时不仅能更加准确地实施治疗方法，也使来访者获得了更高质量的心理治疗服务。

心理治疗，尤其是认知行为疗法的成功，使得这些治疗方法的传播达到了前所未有的广度。当前这种趋势的最好例子是英国的"心理治疗普及（Improving Access to Therapy）"计划。该计划要培训数千名公共医疗保健系统的心理治疗师。自然而然，传播的规模要求培训越来越系统化，从而也使得人们对如何发展胜任力这一主题的兴趣不断增加。此外，认知行为疗法正成为一项全球性事业，这也使得跨文化议题被纳入治疗师的培训中，使已经很复杂的培训变得更加庞杂。

纽曼博士，作为治疗师和督导师亲历了这一领域的发展和变化过程，当之无愧成为撰写本书的理想作者。纽曼博士先跟随阿伦·贝克接受训练，之后在费城认知疗法中心见证了认知行为疗法中诸多领域的发展。纽曼博士治疗过患有各种心理问题的人，这些经历在他有关药物滥用、双相情感障碍、人格障碍和其他精神疾病的书籍或文章中都有记载。他指导过心理治疗师参与过多个研究方案，还在北美、阿根廷、中国香港、瑞士、法国、波兰、巴西和斯堪的纳维亚半岛等地区举办过认知行为疗法工作坊。

这本书绝妙地概括了纽曼博士本人在不同的文化设置里，在治疗来访者、教授认知行为疗法以及督导心理治疗师（不论是实习新手还是经验丰富者）中所积累的所有宝贵经验。

第 1 章概括了当前的几种胜任力模型，旨在分门别类地介绍心理治疗师必须具备的不同技能（有关治疗技术和人际关系），以便为来访者提供良好的心理治疗。纽曼博士随后介绍了认知行为治疗师的价值体系。他以一贯简洁而优雅的方式表述了这些原则，就如同他的教学方式一样。在每一章的末尾，读者将会发现本章对应的认知行为疗法重点：一份需要记住的关键要点清单。

第 2 章回顾性地概述了认知行为疗法的概念和科学基础，这是良好的个案概念化的基本要求。对于治疗师来说，只有深刻理解了认知行为模型中那些促进改变的原则，才能实现从学习治疗手册到真正能在咨询室里实施有效干预的转变。一系列的认知行为疗法的必读文献将对受训者有所帮助。

第 3 章和第 4 章详述了治疗联盟。这两章举例说明了如何在合作经验主义中建立治疗关系，同时要对来访者所处的改变阶段及其痛苦敏感性保持觉察。在这两章中，一段督导会谈的摘录详细清楚地说明了整个过程。

第 5 章至第 9 章对认知行为疗法的实施过程进行了简明扼要的概述：建立个案概念化和形成治疗计划，选择和应用技术（包括非常有用的"应该做和不应该做"的清单），监测治疗进展和评估治疗结局，维持治疗效果和结束治疗。

第 10 章介绍的是文化和伦理敏感性的问题。在现代多元文化社会中，将文化和性别议题纳入个案概念化和建立治疗联盟的能力已经成为治疗师不可或缺的胜任力。

最后，第 11 章为新手治疗师提供了一些建议，指导他们不断提高自己的技能以及运用隐喻让来访者参与治疗过程。本章以治疗师的自我反思议题作为结尾，同时介绍了几个案例，展示了治疗师如何熟练自我应用认知行为疗法去打破治疗中的僵局。

　　本书不仅为认知行为疗法培训师和受训者，也为其他形式的心理治疗培训项目提供了极具价值的工具。如果你还在犹豫是否要阅读本书，我建议你可以翻到第11章，其中有费城认知疗法中心的来访者在治疗结束后写下的感谢明信片。这些明信片的内容恰如其分地展示了认知行为疗法在纽曼博士等才华横溢又笃定的治疗师手中所取得的卓越成就。我相信，每个治疗师都想知道如何得到这样的感谢明信片，而本书对实现这个目标大有帮助。

爱德华多·基根（Eduardo Keegan）

2012年3月

前　言

众所周知，认知行为疗法（Cognitive-Behavioral Therapies，缩写为"CBT"）代表了一大批循证治疗方法。而描述这些治疗方法的手册也已经为治疗师提供了清晰的、最新的路线图，从而为来访者提供可靠的认知行为治疗。然而，如果想要细化或者量化治疗师的胜任力却不是一件容易的事情。例如，《认知治疗评定量表》（Cognitive Therapy Scale，CTS；Young & Beck，1980）是最有名和最成熟的衡量治疗师 CBT 胜任力的工具之一（Trepka，Rees，Shapiro，Hardy，& Barkham，2004），它囊括治疗师在会谈中应具备的 11 个方面的能力（例如，设置议程，反馈，合作，聚焦关键的认知和行为等）。尽管 CTS 在指导治疗师严格遵守 CBT 要求的方面非常有用，但在评估治疗师的治疗质量时，难以达到比较高的可靠性。换句话说，这个量表能够确定治疗师何时（when）实施了 CBT 的哪一部分，但是在评估治疗师实施得有多好（how well）方面却遇到了麻烦。

同样，当我们评估治疗师实施认知行为治疗的效果时，我们也必须考虑他们的受训经历和经验水平。通常，治疗师在接受 CBT 培训和实践应用时处于哪个发展阶段，我们就能预期他们达到了什么样的胜任力水平（Rodolfa，Bent，Eisman，Nelson，Rehm，& Ritchie，2005）。尽管，在之后的章节中无法一一列举不同类别的治疗师所需的胜任力水平，例如研究生学历的受训者、博士后研究员、刚获得执业牌照的从业者、处在职业生涯早期的督导师、经验丰富的治疗师和培训师、培训项目主管等，但我们也会提到治疗师在受训早期时所必需的胜任力，并将之与那些多年勤奋实践形成的胜任力区别开来。

尽管新手治疗师和经验丰富的治疗师之间有很大的差距，但新手治疗师也有足够的理由对自己的胜任力满怀希望。例如，有证据表明，在治疗焦虑障碍方面，职业生涯早期就接受了 CBT 督导的新手治疗师比没有接受过的同行取得了更大的成功（Howard，1999）。这并不是说多年的经验对实施具备胜任力的 CBT 不重要，比如经验丰富的 CBT 治疗师所拥有的知识储备可能在治疗来访者持续性或疑难性问题时特别有用（Wilson，2007）。然而，有证据表明，"……即使是新手治疗师，也可以通过稳固的治疗联盟，良好的准备……和有效的督导获得相当不错的治疗效果（Ledley，Marx，& Heimberg，2010，p.7）"。

与上述相关的是，有充分的证据表明良好的人际关系技能是有效实施治疗的核心（Crits-Christoph，Gibbons，Hamilton，Ring-Kurtz，& Gallop，2011；Norcross & Lambert，2011；Safran & Muran，2000）。将人际胜任力与忠实地遵循循证治疗指南相结合，治疗师可以给来访者提供最佳帮助。同时，还有一些其他重要的胜任力也可能有助于提高治疗效果，尽管这些胜任力在有效的临床督导中会得到讨论，但在研究文献中并不常被强调。例如，我们可能会假设，如果治疗师简洁明了地与来访者沟通，而不是使用不太流利、不容易被来访者理解的方式说话，治疗效果会更好。同样，由于组织和进行 CBT 会谈通常涉及多项任务，我们可能会认为，治疗师良好的组织能力也与具备胜任力的治疗相关。此外，基于 CBT 固有的心理教育模式，我们也有理由认为最好的 CBT 治疗师具有与最优秀的教师（比如，那些对学生有终身影响的教师）相似的品质和教学方法。就像一些教师会比另一些教师更具"启发性"，从而让他们的学生受益更多一样，具备胜任力的治疗师也可以使来访者的治疗获益最大化，包括尽可能长久地维持治疗获益。有趣的是，据称这种品质包括持之以恒地鼓励来访者，引导严重怀疑自己改变能力的来访者开始相信自己，并完成比来访者预期多得多的治疗工作。

更进一步来说，考虑到处理众多来访者案例中的事实和概念数据而带来的认知挑战，我们也可以推测，使用方法来增强自己的记忆力也是 CBT 治疗师胜任力的一部分。同样重要的是，拥有良好的"时机（Timing）"意识（即，这不仅是你说什么，而是你选择在什么时候说出来），情感和语调（即，这不仅是你说的内容，而是你以什么方式，用什么语气说出这些内容），以及在与来访者的非语言交流中保持"同步"，包括面部表情和肢体语言（见 Ramseyer & Tschacher，2011）。与这些因素相关的是幽默，它能使治疗更令人难忘和引人入胜，但也有可能带来意外风险，比如让来访者感觉被嘲笑，除非治疗师能够与来访者共同会心一笑地表达对来访者的"冒犯"（见 Linehan，1993）。如果幽默处理得当，它可以促进治疗师和来访者之间的合作；可以风趣地指出来访者那僵化和功能失调的思维方式的荒谬之处；还可以为来访者提供健康应对技巧的示范（Wright，Basco，& Thase，2006）。在 CBT 实施过程的实际运用中，上述提到的这些能力（或者相似的变化）都会在本书案例部分的逐字稿中一一展示。在缺乏关于该胜任力主题的实证研究证据的情况下，我们也会提出相关的假设。

值得注意的是，上述提及的这一系列胜任力并不是相互独立、互不影响的；相反，它们是协同互动的。例如，擅长记住来访者的重要历史日期（例如，生日、周年纪念日）和生活中重要他人的名字的治疗师也能成功地改善治疗关系，因为来访者会认为自己被治疗师当作重要的人来对待，而不仅是治疗师那密密麻麻的日程表上的一个名字。同样，一个具有良好幽默感和丰富的情感和语言表达能力的治疗师会在恰当的时候稍显戏谑，这样来访者可能会积极回应。但如果来访者对开玩笑不太感兴趣时，治疗师也知道保持庄重。类似地，一个能敏锐觉察来访者的人际风格的治疗师，在来访者需要更实际的支持时，可能会通过克制公开表达同情的方式来最好地展现共情（见 Elliott，Bohart，Watson，& Greenberg，2011）。同样，为了保证治疗目标导向，治疗师通常会坚持治疗议程。但是当来访者特别脆弱且需要更多的认可和明显的关怀时，治疗师可能会在某次会谈中更加灵活地调整会谈的焦点，从而为来访者提供更多的支持。要做出这样的区分，就意味着治疗师要对当下来访者的情绪高度敏感，并且能够将每个来访者的需求概念化，从而提供个体化的干预措施，当然，这也需要治疗师有更多的人际关系技能储备。治疗师和来访者之间的这种互动情况很难操作化，但我们可以在督导中进行模拟训练，以及在咨询逐字稿中进行描述。CBT 干预的内容很重要，但是实施干预的风格也很重要，本文正试图说明这一点。

后续章节中描述的 CBT 的核心胜任力与其他心理治疗方法的核心胜任力绝不是完全相互独立的（见 Sperry，2010）。虽然 CBT 有自己的专有术语、优先考虑的内容和治疗重点，但具备胜任力的认知行为治疗师与其他理论取向的治疗师有很多共同点（见 Castonguay & Beutler，2006；Norcross & Goldfried，2005）。这一点在治疗关系这一领域最为明显，第 3 章和第 4 章专门讨论了这一主题，这两章从一般文献中引用的数据与引用自 CBT 临床工作者 - 研究者的数据一样多。由于 CBT 的核心价值体系之一是尊重实证研究结果，因此，只要是可靠的实证的经验主义证据，不论引用来源是哪里，都不与这一价值相违背。同样，关于在 CBT 中实现文化和伦理胜任力的章节也与整个心理治疗领域相关，因为所有精神卫生专业人士都面临着需要将专业精神、熟练的实践和来访者的福祉置于个人偏见之上的挑战，而且当代社会的巨大变迁还要求我们更多地关注、研究和尊重文化这一变量在治疗中的作用（Cardemil，Moreno，& Sanchez，2011）。

越来越多的研究者关注到这一点，即 CBT 胜任力的另一个组成部分是治疗模型和治疗方法的自我应用（见 Bennett-Levy & Thwaites，2007）。那些努力"身体力行"的治疗师在日常生活中不断地重复实践这些技术，从而获得宝贵的学习经验，并且能更多地共情来访者在尝试实施自助任务时所面临的困难。CBT 的自我应用除了有助于提升治疗师的胜任力之外，还能改善治疗师的情绪状态，增强治疗师的希望感和自我效能感。对于从事助人者这样的挑战性工作的人来说，提高自我照料水平和改善生活质量也至关重要，而 CBT 方法可以帮助我们实现这一目标。通过运用 CBT 方法，我们不仅是自我治疗的受益者，还为来访者树立了更好的自助榜样。

本书的目的不在于阐述已经在许多 CBT 手册中全面描述过的治疗技术，当然这些技术作为参考和介绍也会被提及。更为重要的是，本书更多是从"字里行间解读"治疗方案，从而揭示和解释那些难以捉摸的治疗方法和治疗师的特质，通常这些方法和特质可以真正地将手册中的精髓发挥得淋漓尽致，并最大限度地让来访者参与和投入治疗。

本书力图在各种各样的临床问题和不同的诊断领域中阐明 CBT 的原则。因此，本书既不关注某个特定的来访者群体（例如，儿童、老年人、发育迟缓的来访者），也不单独呈现针对某种群体的治疗方式（例如，个体、团体、伴侣、家庭、住院患者）。尽管，我们承认上述分类在区分 CBT 的实施方式方面具有重要意义，但本书旨在阐明适用于各种情况和治疗师整个职业生涯中的核心胜任力。

接下来的章节中，章节的标题就是本书作者想要强调的重要主题，例如建立治疗联盟、维持治疗关系、个案概念化和实施干预等。这可能会给人一种错误的印象，即这些章节都是独立的、自成一体的。恰恰相反，读者在治疗关系的章节中看到的临床案例很容易应用到个案概念化的章节中，反之亦然，在咨询逐字稿中应用的干预措施也会在个案概念化的章节中呈现。同样，在讨论终止和维持治疗的章节中，也会非常重视如何更好地处理治疗关系的问题。尽管每一章都会强调其所涉及特定主题的核心特征，但不会试图分割那些自然衔接的临床问题。在不同章节之间呈现的相似信息不是多余的，而是隐含着在不同章节里的交叉引用。事实上，CBT 胜任力的一个标志可能就是治疗师具备无缝衔接、全面地将治疗中的重要组成部分整合起来的能力。

例如，治疗师需要有极高的个案概念化的胜任力，才能巧妙地提出正确的问题，慢慢地鼓励来访者说出那些因羞耻感而一直闭口不谈的想法、感受和其他相关信息。这些想法和感受对于治疗师的个案概念化和制定潜在的干预措施都非常重要。在这样做的过程中，治疗师必须更多地表达共情，因为他们需要传递给来访者一个明确的信息：来访者不会因为披露自己和自己的生活而被评判、被抛弃或受到其他形式的伤害。因此，具备胜任力的 CBT 是"复合的（polyphonic）"——需要在任何时间节点都能将澄清、持续稳定的共情、个案概念化以及有效的干预措施和谐地结合在一起，或者至少在经历了一些张力时刻之后，最终达成满意的解决方案。

具备胜任力的 CBT 治疗师理解并重视那些经过充分验证、以证据为基础的治疗原则。同时，治疗师意识到，即使是最佳治疗实践方案，仍然只不过是在针对来访者个体治疗这一情境中所应用的"一般性"方法。此外，治疗手册作为假设和实证检验的正反馈循环的产物，是一个持续不断发展的过程，因此它们仅代表该领域学习曲线上的某一点，而这个曲线会不断上升。在现实的临床环境中，完全遵照 CBT 手册总是会产生新的问题，那就需要改变实施过程，其中一些改变可能被认为是对循证实践的"偏离"，另一些可能被视为对既定任务的良性"偏离"，还有一些（通过进一步研究）可能会成为该领域的下一个研究方向。

从某种意义上来说，进行精心设计的、熟练的 CBT 会谈有点类似冬奥会的花样滑冰项目。在冰面上，每个参与者必须完成跳跃、旋转、力量动作、步法及其组合的"规定动作"，以确保表演不因遗漏任何规定动作而被扣分。然而，除此之外，每位花样滑冰运动员还要为节目带来自己的艺术性、诠释力、创造力、音乐、风格、节奏和个性，所有这些都会对最终表演结果的质量产生重要影响。因此，掌握 CBT 的胜任力远不仅是遵循胜任力模型中的"规定动作"而"做应该做的事情"。它还与每一个"规定动作"如何最大限度地给来访者带来积极和持久的影响有关。

斗胆说一句实话，CBT 治疗师可能拥有共同的技能、知识和态度，但他们并不是彼此的复制品。心理治疗是由人主导的（尽管最近出现了计算机辅助的治疗方法，见 Wright，Wright，& Beck，2004），一名胜任的 CBT 治疗师与另一名治疗师在沟通和关系风格上的个体差异可能非常显著，即使他们都忠实地遵循了胜任力模型的核心程序。学习、掌握和实践循证的治疗方法（例如 CBT）并不意味着需要放弃个人风格。可以说，能提供最有效的 CBT 的治疗师恰恰是那些能够将个人风格优雅地融入高度结构化的治疗过程（包括 CBT 评估和干预）中的治疗师。自然，虽然本书聚焦于阐明认知行为治疗师的全部核心胜任力，但也反映了本书作者的个人风格。同样，其他有关 CBT 的著作也各自带有作者独特的个人风格。考虑到这一点，我们鼓励本书的读者在实践 CBT 时，也发展和培养自己的个人优势，同时还要努力改善自己不够灵活的领域。我们的目标是让治疗师将自己的优点与最佳实践相结合，从而使更多的来访者获益。

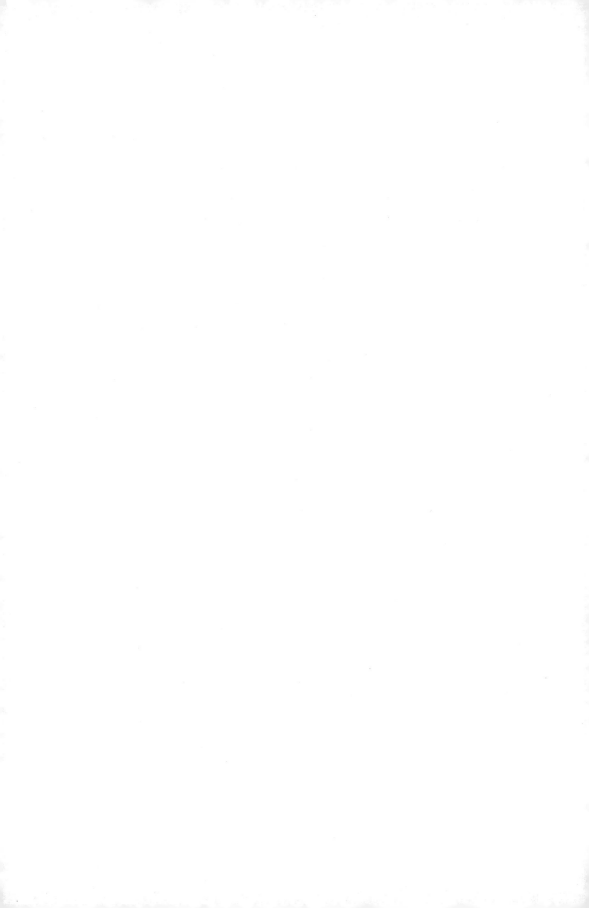

目 录

第 1 章

认知行为疗法的临床胜任力概述

"薄薄的伎俩，那才是咱们原来的本意。"

威廉·莎士比亚《仲夏夜之梦》

　　显然，以胜任的方式来看，认知行为疗法非常简单且直接。然而，实际上，要想以预期的方式实施 CBT 来达到治疗目的并不容易——那需要以准确的共情、温暖的态度、良好的倾听和清晰的沟通为**起点**，再加上与 CBT 理论和原则密切相关的结构化、概念化和技能。更具挑战的是，这些方法都需要治疗师刻苦地练习。CBT 治疗师不只是被动地坐在来访者身后，而是要积极地引导治疗过程，同时热情地与来访者合作，制定和追求治疗目标（Beck，Rush，Shaw，& Emery，1979）。此外，具备胜任力的认知行为疗法还要求治疗师充分了解跨文化背景和伦理知识，并积极主动地运用这些知识为来访者提供最恰当的治疗。

对核心胜任力的了解

　　构成治疗师的"胜任力"所必需的知识、实践技能和态度（或价值体系）是什么？本章将介绍几种有启发性的胜任力模型，这些模型会以各自不同的方式去论述胜任力，但又有自然而然的重合部分，这表明它们具有相同的有效性。此外，本章将简要介绍《认知治疗评定量表》（Young & Beck，1980）中的评定项目，它们是构成认知行为疗法胜任力的范例。接下来将详细说明具备胜任力的 CBT 治疗师应该持有哪些最重要的态度或价值观，这些态度或价值观可以使治疗师最大限度地利用他们的知识储备、技术，以及积极与来访者合作的能力。

咨询与治疗中的核心胜任力（斯佩里模型）

斯佩里（Sperry，2010）解释说，成为一个具备胜任力且高效的治疗师远不只意味着学习和练习一门技术。他认为，"**胜任力（competency）"这个术语意味着知识、技能和态度的整合，体现了治疗师的行为和目的之间的同一性和一致性**。更进一步来说，成功地将这些重要因素结合在一起，才能使治疗师符合专业水准，促进他人（如来访者、临床受训治疗师）的福祉，接着发展出更高层次的专业知识和胜任力，并利用自我反思不断地提高胜任力。

斯佩里（Sperry，2010）提出了包含 20 个类别的**基本（essential）**胜任力的 6 种**核心（core）**胜任力模型，他认为这个模型可以跨越不同的心理健康专业领域和不同的理论取向。本书将遵循斯佩里的模型，接下来的许多章节标题都将反映这些核心胜任力，而章节的小标题则近似于基本胜任力。下面呈现了斯佩里模型的基本概述。

1. **概念化基础**。这指的是用个案概念化的"路线图"来理解来访者的功能和功能失调，并指导治疗过程，这部分内容将在第 2 章中介绍。

2. **关系的建立和维持**。主要在第 3 章和第 4 章中介绍。这些核心胜任力包含与来访者建立积极的联盟，评估他们对改变的准备程度，强化促进治疗的因素，有效地识别和处理阻抗，觉察和修复治疗联盟中的紧张关系；在认知行为流派下处理传统上被称为"移情"和"反移情"的问题。

3. **干预计划**。主要在第 5 章和第 6 章中介绍，这些核心胜任力包含实施全面的初始访谈评估，基于《精神障碍诊断与统计手册》(*Diagnostic and statistical manual of mental disorders, DSM*) 确定来访者的诊断；形成认知行为个案概念化，设计良好的认知行为治疗计划；并撰写涵盖上述所有内容的详尽报告。

4. **干预实施**。主要在第 7 章中介绍，干预实施的核心胜任力包括在多次会谈中建立和维持治疗焦点，实施 CBT 过程和布置相关家庭作业；有效地处理那些可能干扰 CBT 成功实施的因素。

5. **干预评估和终止**。主要在第 8 章和第 9 章中介绍，监控来访者的进展并相应地修改治疗方案（包括为此目的使用督导）；帮助来访者维持治疗效果；为积极结束治疗做准备。

6. **具备文化和伦理敏感性的实践**。主要在第 10 章介绍。这些核心胜任力包括发展有效的、具备文化敏感性的个案概念化；计划、调整和实施具有文化敏感性的干预措施；做出合乎伦理要求和敏感性的决策。

本书的最后一章（第 11 章）并没有延续之前的内容，而是介绍了一些能够帮助 CBT 从业者——无论作为治疗师还是督导师——获得（并保持）胜任力和专业知识的因素。

立方体模型

"立方体模型"（"cube model"；Rodolfa et al., 2005）是一个实用的启发式模型，该模型提出了三个假设的维度，用于衡量治疗师符合专业水准的程度。第一个维度被称为**基础胜任力**（foundational competencies），代表所有理论取向的治疗师都应该追求的首要品质。这些包括对伦理标准的正确认识和尊重；以真诚、关怀的态度与他人相处；具有良好的沟通和访谈技能；在进行治疗和督导时，具备对文化议题的敏感性；有自我反思和自我纠正的能力；掌握精神心理功能障碍和健康模型的工作原理；以及能够与相关领域的从业人员精诚合作。在开始正式的 CBT 培训之前展示了基础胜任力的治疗师，就已经具备了成为具备胜任力的 CBT 治疗师的良好条件。

第二个维度被称为**功能性胜任力**（functional competencies），由许多更具体的基础知识和实践技能组成。从 CBT 的角度来看，功能性胜任力可能包括将原始的临床数据转化成认知行为个案概念化的能力；促进进程良好、结构良好和目标取向的治疗会谈；知道如何让来访者积极地参与治疗过程；掌握一系列的认知行为技术；能够把这些技术教授给来访者，并使用家庭作业巩固来访者的学习结果；作为 CBT 从业者，可以为受训者提供 CBT 督导，以促进他们的职业发展；同时给受训者的来访者提供合适的治疗。

"立方体"的第三个维度是**发展轴**（developmental axis），它主要考量的是治疗师所处的受训和实践阶段，以评估治疗师的胜任力水平。由于技能的习得是一个长期过程，并且学习贯穿治疗师的整个治疗生涯——从早期的研究生教育实践开始，到成为经验丰富的治疗师、督导师以及培训项目负责人——以及自己的生活，因此对 CBT 治疗师在不同时期的有效性水平的评估是非常重要的。本书会介绍适用于治疗师整个职业生涯的胜任力的核心内容，尽管其中一部分会被认为是基本的胜任力，而另一部分会被强调为进阶的胜任力。

DPR 模型

"陈述性 - 程序性 - 反思性（declarative-procedural-reflective，DPR）"模型（Bennett-Levy，2006）代表另一种启发式模型，该模型有助于我们理解治疗师是如何获得胜任力的。**陈述性**知识与 CBT 的言语命题知识库有关。其中包括治疗师从阅读书籍和聆听讲座中收集的信息，目的在于让治疗师对 CBT 理论和 CBT 实操获得抽象的理解。这些信息可能与人际关系（例如，与治疗关系有关）、概念（例如，精神症状是如何发展和维持的）和（或）技术相关［例如，对治疗技术的描述，如引导性发现（guided discovery）、活动安排（activity scheduling）和理性反应（rational responding）］。在整个职业生涯中，治疗师都会习得陈述性知识，但在研究生训练的早期阶段会有大量这些知识的"预先加载（front-loading）"，这些陈述性知识可以作为"序曲"，也可助力之后治疗师在实习中对程序性知识（与治疗方法的实践有关）的学习，比如在教学工作坊中学习，或更自然地在和来访者的实践中学习。程序性知识最初建立在陈述性知识的基础上，通过治疗师对治疗方法的实操、磨炼而不断提升，又通过个人的实践经验得到强化和发展。随着治疗师用 CBT 治疗更多不同类型的来访者，治疗师会逐渐形成内隐的规则和程序，指导他们在治疗过程中的行动，帮助他们"决定在治疗的哪个时间点与哪个来访者一起处理哪种问题，在什么情况下使用什么样的干预技术是最合适的"。这些经验积累和内隐规则可以帮助治疗师更加灵活地应用 CBT 技术，并根据具体情况做出决策（Bennett-Levy & Thwaites，2007，p.258）。

反思性学习系统，指的是治疗师时时刻刻对治疗中发生的事情进行感知和评估，其中包括治疗师自身的思维、情绪和行为。这种学习包括对问题的即刻感知（例如，来访者对家庭作业的愤怒）；对问题的评估（例如，家庭作业触发了来访者不信任和易受伤害的信念和情绪）；以及如何处理问题的假设和想法（例如，表达对来访者感受的关切，传达出想要理解来访者想法的愿望，而不仅试图说服来访者完成家庭作业）。"反思"意味着治疗师关注自己的感受、来访者的感受和他们之间的互动。这些技能的发展"可以帮助治疗师从普通水平的从业者成长为精通的、灵活的、反应迅速的治疗师"（Bennett-Levy & Thwaites，2007，p.258）。

举例来说，新手治疗师可能会努力地通过学习暴露疗法的原理，帮助那些正在遭受适应不良的焦虑和回避行为的来访者。通过阅读文献和参加讲座，他们认识到来访者能够逐步地面对恐惧的情境，并结合使用认知重构，渐渐习惯原本会引起焦虑的情境，增加自我效能感，改善情绪，学习更多的行为技能，从而改善自己的生活质量。随着治疗师有了一定的临床经验，他们会与那些焦虑的来访者一起使用逐级暴露技术，并在帮助来访者评定相关的回避情境等级和设计相应的家庭作业方面变得越来越熟练。然而，那些存在多种非预期反应的来访者可能需要更高水平的专家治疗师来提供治疗。例如，如果来访者在面对基本的放松引导时抽泣，具备高度胜任力的 CBT 治疗师可能会：

- 对来访者出乎意料、有问题的反应表达更多的共情，而不是感到沮丧；
- 迅速将问题概念化（例如，来访者非常害怕放松警惕，是因为他会因此受到虐待）；
- 以认可和尊重来访者反应的方式继续进行会谈；
- 没有必要传递"干预无效"的信息；
- 表达理解问题和纠正问题的意愿，并积极向前迈进。

如果我们简单地认为，新手治疗师通过学习陈述性知识而获得胜任力；职业生涯早期的专业治疗师通过掌握程序性知识（基于陈述性知识的基础）而成为优秀的治疗师；经验丰富的治疗师通过使用自我反思（以最大化他们使用陈述性和程序性知识的效果）来展示其高超的胜任力水平，这种观点就过度简化了专业发展的各个阶段。实际上，陈述性知识、程序性知识和反思性知识在治疗师培训的各个阶段和整个职业生涯中都是必需的。我们期望：新手治疗师善于自我反思，这也是他们选择从事心理健康领域的原因之一。同样，我们也期望：经验丰富的治疗师通过阅读文献、参加工作坊、同行磋商和高级督导来继续接受教育。因此，我们需要将陈述性、程序性和反思性知识视为治疗师职业生涯中的重要相互作用因素，尽管我们认为，治疗师能够获得和掌握这些技能的水平一定程度上取决于他们的受训状况和经验水平。

CBT 胜任力评估

在整个 CBT 领域内，最广泛使用的治疗师依从性（adherence）和胜任力的通用测量工具是《认知治疗评定量表》（Young & Beck，1980），该量表包含极具指导性的准则，阐明了在进行 CBT 会谈时，哪些程序能够反映治疗师的胜任力，无论治疗人群是谁（Trepka，Rees，Shapiro，Hardy，& Barkham，2004）。CTS 包含的 11 个部分总结如下。

1. **设置议程**。最佳的情况是，在会谈初期与来访者合作，共同制定议程，并且聚焦于重要且优先级高的临床目标。之后，忠实地遵循会谈议程，如果出现计划之外但重要的话题，也允许灵活处理。

2. **反馈**。具备胜任力的 CBT 治疗师会引出来访者的反馈并给予回应，其中包括在治疗过程中（例如，检查来访者是否理解了某个重要的观点）和在治疗结束时（确保治疗结束，来访者有积极的感受）或者在其他需要的时候进行补救。

3. **理解**。具备胜任力的 CBT 治疗师能够理解来访者的"内在现实（internal reality）"，这一点可以通过治疗师富有共情的评论来证明，这些评论显示他们正在关注来访者的感受和（或）试图传达的信息。他们同时关注来访者的语言线索和非语言线索。

4. **人际效能**。具备胜任力的 CBT 治疗师在保持边界感的同时又能表达温暖、真诚和友好，在不失谦逊和平易近人的情况下表现出自信的专业风度。他们会尽一切努力去鼓励、支持和激励来访者。

5. **合作**。具备胜任力的 CBT 治疗师会让来访者参与治疗，双方都是治疗过程的积极参与者。当问题出现时，治疗师不会陷入权力斗争或试图证明自己"正确"，而是试图与来访者一起解决问题。

6. **管理进程和有效利用时间**。具备胜任力的 CBT 治疗师能很好地管理治疗时间。他们帮助来访者持续并积极地专注于治疗任务和目标，通常在任何一次会谈中都能完成许多工作，同时又不会因为节奏过快而让来访者失控。

7. **引导性发现**。擅长引导性发现的治疗师不只是告诉来访者应该想什么和应该做什么，而是向来访者提出一些发人深省的问题，这些问题将帮助来访者获得新的认知，或者至少让他们去思考之前没有考虑过的想法。

8. **聚焦关键的认知和行为**。在一次胜任的 CBT 会谈中，治疗师会引导来访者注意自己的行为和思维（包括内容和过程），这些行为和思维与他们的情绪困扰密切相关，并可能是治疗改变的重要目标。

9. **改变的策略**。这一胜任力领域涉及 CBT 治疗师在治疗计划中如何使用扎实的个案概念化来制订治疗计划，这将给来访者带来有意义的状况改善，或即使没有带来改善，它也将提供有助于后续修订治疗计划的有用数据。

10. **认知行为技术的应用**。运用 CBT 技术的胜任力包括治疗师应具备广泛的技术储备；能够清晰、流畅和准确地实施技术；以及在应用 CBT 技术前，能对来访者进行充分的技术说明和总结，以提高治疗效果。

11. **家庭作业**。如果治疗师没有很好地设定治疗目标和布置有针对性的家庭作业，任何 CBT 会谈都是不完美的。最好的家庭作业应该包含对临床原理的清楚解释，并将来访者的意见纳入治疗计划。具备胜任力的 CBT 治疗师会检查来访者家庭作业的结果，并给出建设性的反馈。

值得注意的是，在以上 CTS 的 11 个评估类别中，有 3 个（理解、人际效能和合作）明显与治疗关系相关，还有 1 个（反馈）也隐含了治疗关系。这体现了 CBT 治疗过程中对治疗关系的重视。

价值观、态度和信念

几乎所有的个人和组织团体都会自然而然地维护自己的价值体系，治疗师群体也不例外（Falender & Shafranske，2004）。心理健康领域有正式的伦理准则也证明了这一点。认知行为疗法，除了特有的个案概念化和干预的方法与程序外，也代表了一套价值观和相关信念。如果认为这些价值观是绝对和静态的，那就过于简化了——相反，自认为属于 CBT 取向的治疗师群体实际上是由具有不同观点的个人组成的，他们的观点会随着时间的推移而发展和变化，并且跨越了全球六大洲的不同文化背景——因此，我们尝试提出并详细阐述一系列典型的（prototypical）CBT 治疗师所应该具备的"价值观、态度和信念"清单。下面列出并解释的内容并不意味着是面面俱到的、一成不变的或普遍适用的，而是对一个重要问题——"具备胜任力的 CBT 治疗师的特质是什么？"——的反思、讨论甚至辩论。

1. **"时间很宝贵，我要善加利用。"** 成为具备胜任力的 CBT 治疗师的要素之一是要做一个好的时间管理者，既要考虑到每次会谈的节奏，也要考虑到在不同的会谈之间为来访者提供学习机会。高效的 CBT 治疗师会努力让每一次治疗都充分发挥作用，并尽可能涵盖最重要的议题。注重时间管理的 CBT 治疗师也能够明确把握治疗过程中的目标和方向。制定明确的议程对实现这一价值大有帮助。

2. **"要最大限度地精通 CBT，最好亲身体验。"** 有许多令人信服的理由表明，对于那些重视与来访者合作的治疗师来说，自我应用 CBT 是一个好主意。第一，治疗师自我应用 CBT 能使他们更加熟悉这些治疗方法，从而也能熟练地向来访者展示和解释这些技术。第二，治疗师自身也可以从认知行为疗法的日常应用中受益。能在心理上照顾好自己的治疗师能更好地成为来访者的榜样。第三，自我应用治疗技术的 CBT 治疗师将能够更好地理解实施 CBT 这些自助技能所涉及的症结和困难。因此，他们会富有共情能力，更充足地准备好与那些声称自己无法完成自助任务的来访者合作。第四，追求职业生涯和个人生活之间的"一致性"是有意义的。正如一位治疗师所说，"我喜欢对自己使用 CBT 技术，因为这也正是我告诉来访者要做的，我不想因采用双重标准而感到内疚"。

3. **"治疗的两个主要目标是教会来访者技术和提升希望。"** 虽然许多具体的、分散的技术已经在 CBT 文献中有所描述（见第 7 章），但可以说 CBT 治疗师的两个总体目标是教导来访者更有效地帮助自己，以及让来访者对自己的未来更有希望感和建设性看法。那么，这种价值观的实际应用体现在哪些方面呢？首先，如果家庭作业既没有教给来访者一些有用的新东西，也没有提升他的信心，就需要重新评估作业，并分析问题所在。这两个总体目标也是治疗师需要在单次会谈或更长程的治疗过程中不断评估的。如果来访者学到了新的心理自助技能，并体验到了症状的改善，那么治疗师就处在正确的方向上。

4. **"假设的产生和检验远比自大的教条主义更可取。"** CBT 之所以给人一种合作的、对来访者友好的印象，其原因之一是它不是一种专制的治疗方法。在 CBT 中，治疗师接受的训练要求：要与来访者协同工作，与来访者分享心理科学方面的专业知识，同时从来访者的个人生活经验中学习。具备胜任力的 CBT 治疗师会教育来访者如何成为经验主义者——提出假设，收集数据，然后验证和修改假设（Beck et al., 1979; Tee & Kazantzis, 2010）。例如，具备胜任力的治疗师不会给来访者传达这样的信息："你的想法都被歪曲了，而我知道你的想法应该如何改变。"相反，治疗信息更像是："你思考的方式似乎是你痛苦的一部分，所以让我们一起来检查和评估你的想法，看看是否存在更有建设性和更有益的方式去看待事情。"在更广泛的层面上，重视假设和摒弃教条主义是过去几十年来 CBT 领域得以发展壮大的哲学立场。训练有素的认知行为治疗师不相信自己拥有所有的答案，也不认为该领域已经得出了足够明确的结论。相反，认知行为疗法——在个体和集体层面上——非常重视研究和改进对临床问题及其治疗的理解，甚至愿意根据最新的、有充分支持的实证研究结果，对评估和干预方式进行重大改变。

5. **"努力理解那些貌似不合逻辑中蕴含的逻辑是睿智的做法。"** 尽管 CBT 治疗师很容易认为来访者功能失调的自动思维一定是"不合逻辑的"，但努力发现这些自动思维的意义和背后的逻辑才更能体现治疗师的共情和理论功底。我们可能会问，来访者貌似不合逻辑的思维方式背后的逻辑是什么？这类似于行为分析的提问——"功能障碍的功能是什么？"。

6. **"我愿意在整个职业生涯中扮演'学生'的角色。"** 学习必须贯穿整个职业生涯，具备胜任力的 CBT 治疗师和督导师喜欢这种持续学习的机会。当一辈子的"学生"意味着需要持续参加学术会谈和继续教育研讨会，紧跟研究进展，向自己的来访者和被督导者学习。具备胜任力的 CBT 治疗师永远谦卑地扮演学生的角色。

7. **"取得来访者的信任并与之合作是荣幸，而不是权利。"** 作为医疗保健服务的提供者，治疗师深知：他们在创造和维护一个让来访者苗壮成长的环境方面承担着绝大部分的责任。诚然，来访者本身也有责任——治疗不是单方面进行的，而必须以合作的方式进行，但是具备胜任力的治疗师会接受这一事实：当有问题的来访者很难以最佳状态参与治疗时，他们将不得不担起更多的责任。我们可以这么说，治疗师具备良好治疗关系胜任力的标志，不在于他们在与来访者稳定、轻松的治疗联盟中表现得多么友善，而在于，面对那些尽管治疗师真诚地提供帮助，来访者却仍表现出过度消极反应的情况时，能否保持一贯的沉稳、体贴和专业。具备胜任力的治疗师不认为得到来访者的温暖以待和尊重是理所应当的，而是愿意给予来访者尊重和温暖，而不管来访者是否也会如此。

8. **"不只靠眼光，更需眼界。"** 为了更好地理解来访者——从而形成更准确的个案概念化和改善治疗关系——CBT 治疗师需要能够站在来访者的立场上思考问题："穿着来访者的鞋子走一千米"。治疗师需要认识到"理解"这件事需要积极倾听，并有足够的意愿谦逊地向来访者学习，为来访者提供准确的共情则要求治疗师能意识到（并克服）自己的心理过滤器和个人偏见，通常这些源于个人生活经历的局限性。例如，一名身处上层社会的年轻单身白人男性治疗师可能不得不承认，他无法轻易理解一位有家庭问题和经济困难的老年有色人种女性来访者的各种情绪和思维。在这个例子中，具备胜任力的 CBT 治疗师必须拓展自己的观点范围——事实上，他最好能够喜欢这个机会，因为这是从事助人职业的特殊好处之一。

9. **"言为心声；我主张以友善和清晰的方式与来访者、同事和受训者进行沟通。"** 治疗师和督导师的言辞可能会产生潜在的重大影响，因此必须仔细权衡。治疗师和督导师像其他人一样会经历一些糟糕的日子，但是他们必须尽力不让挫折和困扰导致自己做出轻率的评论，这些评论可能会严重影响他们的专业形象，并可能对听众产生持久的负面影响。具备胜任力的治疗师和督导师都是谨慎的沟通者，用语言向来访者提供有用的（也许是纠正性的）信息，或者增强他们的自我效能感。为此，具备胜任力的治疗师和督导师必须具备良好的自我察觉意识，并且能够恰当地表达自己的想法和言辞。使用委婉、精心措辞的话语可以促进那些逆耳的治疗信息的传达。正如电影《欢乐满人间》（*Mary Poppins*）中的歌词所说，"小小一勺糖，苦药好入口"，这句话恰到好处。

10. **"作为了解'全或无'认知歪曲的治疗师，我相信能找到'折中办法'来帮助来访者解决心理问题。"** 治疗师可能会对来访者产生重大影响，他们必须睿智、审慎、一致地使用这种影响力。这项价值观要求治疗师仔细权衡临床决策，考虑最适合来访者的各种视角、方法和目标，并在提出干预措施时采取深思熟虑、谨慎的方法。这意味着在进行治疗时通常会避免不必要的极端方式，并且在治疗前就注意到干预计划的潜在缺陷或意外后果。CBT 治疗师经常会指出来访者"全或无"思维和行为的危险性，因此治疗师自己需要成为采取折中方法的榜样。为此，治疗师需要帮助来访者权衡利弊，考虑多种选项，并帮助他们在处理问题时避免承担不必要的风险。

写在前面

本书中，接下来每一章的主题可能都需要一整本书才能充分解释清楚。事实上，本书将引用许多同类型的书——关于 CBT 的概念模型、治疗关系、个案概念化、干预、终止、文化胜任力、督导，等等。因此，在本书有限的篇幅中，必然会有所遗漏，这是不可避免的遗憾。然而，《认知行为疗法中的核心胜任力》这本书就旨在让读者能够理解认知行为疗法的核心方法、内涵和艺术。接下来的章节都是 CBT 的重要组成部分，如果治疗师勤勉地将这些重要部分有机地整合起来，并不断精进，追求卓越，他们的来访者就有机会从情绪困扰中解脱。

 本章重点

> - 为了达到心理治疗的专业水准，治疗师需要将知识、技术和态度整合起来，从而掌握 CBT 的胜任力，使来访者及受训者受益，并通过持续的继续教育、实践和个人体验来不提升自己的胜任力。
>
> - 核心胜任力包括：对 CBT 概念基础的理解；建立和维持治疗关系；计划、实施和评估 CBT 干预；使用 CBT 自助技术为来访

者做好终止治疗的准备，以防止复发；在实践中保持对文化和伦理的敏感性。

- 《认知治疗评定量表》（Young & Beck, 1980）是使用最广泛的 CBT 胜任力的测量量表，具体地说明了组成结构化 CBT 的关键要素。

- 有许多态度和价值观反映了具备胜任力的 CBT 实践，包括重视对时间的充分利用和管理；理解来访者的功能障碍的"逻辑"的概念价值；将取得来访者的信任视为一种荣幸；认可治疗师自我应用 CBT 自助方法的好处；对检验假设和寻求新信息持开放态度；等等。

第 2 章

理解认知行为疗法的概念化基础

"生活中 10% 是你将经历的事，而剩下的 90% 是你应对它的过程。"

查尔斯·史温道尔（Charles R. Swindoll）

认知行为疗法，综合了历史上诸多重要的理论范式，尤其是行为疗法（例如，基于强化和经典条件反射原则）；社会学习理论（例如，人际交往和模仿的重要性）；认知心理学和信息加工理论（例如，人们感知、学习、记忆、假设、得出结论的方式，以及这些过程中固有的局限性和偏见）。为了了解 CBT 的概念基础，治疗师应该努力广泛阅读上述这些理论范式的奠基之作，比如以下这些重要的理论家和研究者的著作，如阿尔伯特·班杜拉（Albert Bandura）、阿伦·T. 贝克（Aaron T. Beck）、阿尔伯特·埃利斯（Albert Ellis）、汉斯·艾森克（Hans Eysenck）、西里尔·弗兰克斯（Cyril Franks）、乔治·凯利（George Kelly）、迈克尔·马霍尼（Michael Mahoney）、伊萨克·马克斯（Isaac Marks）、唐纳德·梅肯鲍姆（Donald Meichenbaum）、沃尔特·米歇尔（Walter Mischel）、杰克·拉奇曼（Jack Rachman）、约瑟夫·沃尔普（Joseph Wolpe），以及一些关于 CBT 最新进展和变革的阅读资料。这些著作非常多，无法一一列举，但其中一些杰出的著作包括以下主题：CBT 中的阻抗（例如 Leahy，2001），辩证行为疗法的发展（dialectical-behavioral therapy，DBT；Linehan，1993），图式聚焦疗法（schema-focused therapy，SFT；Young，Klosko，& Weishaar，2003），建构主义（constructivism；Neimeyer & Mahoney，1995），接纳承诺疗法（acceptance and commitment therapy，ACT；

S. C. Hayes，Strosahl，& Wilson，1999），正念（mindfulness）和其他元认知方法（meta-cognitive approach；Wells，2009；Williams，Teasdale，& Segal，2007），认知行为分析系统心理治疗（cognitive behavioral analysis system of psychotherapy，CBASP；McCullough，2000），功能分析心理治疗（functional analytic psychotherapy，FAP；Kohlenberg & Tsai，1991），以及 CBT 中的人际过程（interpersonal process in CBT；Gilbert & Leahy，2007；Safran & Muran，2000；Safran & Segal，1990）。

CBT 模型的基础

在认知行为理论中，心理健康与人类的行为模式和思维方式的功能性和适应性有关，也与情绪的自我调节能力（通常与生理反应相关）有关。简而言之，行为部分包括个体在不同情境和设置下的行为技能的广度，以及个体从结果中学习的能力（包括对自己和对他人的观察），包括奖励、惩罚和消退。在思维模式方面，该模型认为，个体的学习不仅是后果（例如，强化）和条件作用（例如，习得性联结）的结果，人类也不是简单地对刺激做出反应，而是积极地构建对自我、世界和未来的看法（认知三联体模型；A. T. Beck，1976），并且这些看法调节着人类对情境的反应。

例如，两个都表现出高度社交焦虑和回避的来访者，他们都不怎么和别人交谈，更喜欢待在家里而不去参加社交活动。然而，其中一个来访者的社交技能表现不足。他倾听能力差，说话声音小且不清楚，而且他从别人那里得到的反馈要么非常有限，要么是负面的。显然，他的治疗很可能需要集中在社交技能训练上。相比之下，另一个来访者懂得倾听，能够谈笑风生，并且受到他人的真心喜欢。她不缺乏社交技能，那为什么会有如此严重的焦虑和社交回避呢？答案在于她的主观感受。她认为自己缺乏社交技能，担心自己会说错话，在社交中被羞辱，而且忽视或低估了别人对她的正面评价。她的问题不是缺乏行为技能，而是消极假设造成的过度行为抑制。因此，她的治疗会更聚焦于认知改变。具备胜任力的 CBT 治疗师通过对两个来访者不同问题的概念化，并针对他们各自的需求采取干预措施来解决他们的问题。

从 CBT 的角度来看，什么要素构成了良好的社会功能？总体来说，那些更积极主动，经常做自己喜欢的事情而且从中获得掌控感的人，通常比那些不太积极主动的人情绪状态更好，因为后者获得成就感的方式更少。如果这些积极主动的人又有幸在一个充满正强化的环境中长大，并且受到具有良好适应性行为模式的人的影响，他们将有更多的机会（与不那么幸运的同龄人相比）学会与他人建立良好关系、承担生活责任以及成为熟练的学习者，最终他们将更有机会培养一系列有益的行为模式，从而更好地应对生活中的挑战。同样，那些能看到自己和他人未来中积极、充满希望的一面（在正常范围内）的人——同样，也许受到积极态度的榜样的影响——而他们的生活没有过多受到不幸事件的影响，他们将拥有更强的自我效能感，更不容易受到情绪障碍、焦虑障碍和其他情绪健康问题的困扰。尽管认知行为疗法这一名称中不包含情绪，但认知行为疗法认为情绪在健康中起着至关重要的作用，正如那些擅长自我调节情绪的人所表现的那样，他们具备足够宽广的情感范围和获得快乐的能力去体验快乐。

理解 CBT 模型就需要详细理解来访者的问题行为和认知是如何发展、表现、相互作用和维持的。认知行为治疗师会教授来访者如何增加适应良好的行为（例如，应对技能、沟通技能、逐级任务），以及如何更灵活地思考（例如，更少僵化、刻板地看待情境），更客观地思考（例如，减少对自己的偏见），更多地满怀希望（例如，不那么容易陷入绝望情绪），以及更好地解决问题（即，面对压力时不会陷入无助）。同时，治疗师也会将来访者习得史中可能阻碍这些心理技能发展的情况纳入考虑的范畴。下一节重点介绍一些适应不良行为和认知的特征，这些通常是 CBT 治疗师评估和干预的目标。

行为分析的领域

CBT 治疗师通过评估来访者行为模式中是否存在某些问题特征，来评估其功能性和适应性。以下是这些特征的代表性示例（虽然不详尽），更全面的描述可以在安东尼和罗默（Antony & Roemer，2011）、埃尔桑（Hersen，2002）和奥多诺休（O'Donohue，1998）等人的著作中找到。

行为缺陷

相较于他们的同龄人群，缺乏某些行为技能的人可能是由于学习环境贫乏和（或）发育神经生物学问题所致。在这种情况下，他们需要在任务导向性技能或社交技能方面进行更密集和更有针对性的训练。当自然环境不足以提供支持时，CBT 可以提供这种训练。

控制不足的行为

这些行为也被描述为"冲动"和"行动化"，通常和攻击性的言语和身体行为、与情境不相称的情绪失调（如愤怒）、过于冲动、糟糕的决策能力，以及成瘾行为有关。在认知行为疗法中，治疗师会教这些来访者一些方法去减缓他们对内部和外部刺激的反应速度，学会降低生理唤醒，并在采取行动之前，系统和条理清晰地评估他们的处境和选择。

过度控制的行为

这些行为通常与过度抑制有关，常见于焦虑障碍患者，他们会回避参与那些可以提高生活质量的活动。当来访者更倾向于通过逃避获得情绪上的暂时缓解（即负性强化），而不喜欢通过解决问题获得自我效能感时，过度控制的行为就是严重的功能失调行为。对于这个问题，暴露和逐级任务通常是 CBT 治疗的一部分。

过度泛化的行为

适应不良行为通常在各种情境中普遍存在，由于个体难以辨别在何种情境下哪些行为是恰当的，所以出现了这种问题。CBT 通过帮助来访者学习辨别不同情境并拓展他们的行为技能库来解决这个问题。

难以消退的行为

那些在不固定的时间间隔中被间歇性强化的行为，以及那些代表"一次尝试学习（one-trial learning）"（例如，基于高度创伤性的经历）的行为，即使在很长一段时间内没有被再次强化，通常也很难消退。典型的干预措施包括：为与问题行为互相排斥的行为提供充分的正性强化，并采用认知重构方法来修改那些维持问题行为难以消退的错误信念（详见下文）。

认知"水平"

在对来访者主观解释的表现和影响进行概念化时，CBT 治疗师从两个方面检验来访者的思维：内容和过程。来访者的思维内容可以在不同层次上进行评估，如下：

● 自动思维

- 中间信念（包括"条件假设"）
- 核心信念或适应不良"图式"

将这些认知类型划分为不同层次并非绝对的，但它们说明了哪些类型的思维更容易被自我意识所感知（较高层次），而哪些更难以改变（较低层次）。

自动思维

在认知内容的最"表"层，"自动思维"（Beck，1976；Beck et al.，1979）指的是在任何时间里，人们大脑中出现的连续想法。这些想法是自动的，它们不需要人们深思熟虑或付诸努力去思考，而是自动发生的，代表来访者对当下正在发生的事情的即时反应，或（和）他们的回忆、思维反刍等。这些无意识的想法转瞬即逝，以至于人们有时没有意识到这些想法，然而这些想法会对情绪产生重大影响。例如，"这永远不会有用"，这可能会诱使某人放弃尝试解决一个本来可以解决的问题，以及"我怎么会这么蠢？"，这可能会让人感到羞耻，即使她没有做错任何事情。教会来访者意识到这些自动思维，有助于减少自动思维造成的潜在的有害影响，原因在于，来访者因此可以利用策略性提问（例如，"我可以用其他方法来思考如今这种情况吗？"）来帮助他们改变思维，从而减轻情绪和行为上的后果。

中间信念

更深层次的思维内容是中间信念，中间信念通常是那些与认知三联体相关的一般假设（即关于自我、他人和世界，以及未来的假设），以及人们隐含遵循的"如果–那么"（也称为"条件假设"）规则。尽管，这些中间信念通常不是个人头脑中自发进行的对话（像自动思维那样），但它们会对个人容易产生的自动思维类型产生影响。一般来说，中间信念中"如果 – 那么"的陈述语句越极端，产生的假设适应性就越差，就越有可能产生功能失调的自动思维。《功能失调态度量表》（Dysfunctional Attitudes Scale，DAS；Weissman & Beck，1978）是最早尝试识别和测量与抑郁症和焦虑症相关的功能失调的中间信念的工具。通过这份自评问卷，来访者被要求对一系列信念的认同程度进行评分（7 级制，李克特量表），其中该问卷中的极端信念被认为是来访者抑郁和焦虑的认知易感性高的标志。项目包括，"如果我犯了错误，人们会贬低我"，"如果我工作失败，我就是个失败者"，"如果我爱的人不爱我，我就什么都不是"。有证据表明，改变单相抑郁症患者的这种消极假设与积极的治疗结果和症状复发的减少相关（M. Evans et al.，1992；Hollon，DeRubeis，& Seligman 1992；Parks & Hollon，1988）。此外，研究发现，在进行认知行为治疗的过程中，情绪显著改善常常发生在受试者的认知发生显著变化之后（Tang，Beberman，DeRubeis，& Pham，2005；Tang & DeRubeis，1999）。

核心信念或适应不良"图式"

在认知的更深的层次上，我们有各种被称为"核心信念"或"图式"的结构，这两个术语在文献中常被互换使用，因为图式的概念通常表示来访者（特别是那些常常存在过度泛化的行为的来访者）接受的最基础、最核心的功能失调的信念，这些信念被他们视为生活中的基本真理（Beck，Freeman，Davis，& Associates，2004；Young et al.，2003）。图式不是有条件的，而是绝对的。具有不可爱图式的人（见 Layden，Newman，Freeman，& Morse，1993）并不简单地认为，"只有当每个人都爱我时，我才可爱"，而是坚信"我不可爱（到此为止）"。同样，一个有被遗弃图式的人不会认为"除非我对他们真的很重要，否则我会被人们遗弃"，而是坚信"我在乎的每个人都会离开我"。

《扬氏图式问卷》（Young Schema Questionnaire，YSQ；见 Schmidt，Joiner，

Young，& Telch，1995）是一个旨在评估来访者图式的测量工具，它属于自评的李克特量表，以识别在 15 个图式中来访者的哪一个图式最严重，这 15 个图式是采用因素分析法得出的。这些图式包括"不信任""缺陷""被抛弃""权利感"等，这份问卷通常会假设患有最严重的人格障碍的来访者体现的图式最多（见专栏 2.1 中的图式举例）。例如，"人们背叛我只是时间问题"（不信任图式）。另一个用于测量更深层认知内容的量表是《人格信念问卷》（Personality Beliefs Questionnaire，PBQ；Beck，Butler，Brown，Dahlsgaard，Newman，& Beck，2001），这是一个自评量表，也是李克特量表，包含从临床上推导出的一组与特定的人格障碍患者相对应的信念和假设。例如，"如果我忽略一个问题，问题就会自动消失"这一项被假设为，反映了符合回避型人格障碍诊断标准（*DSM-IV-TR*；American Psychiatric Association，2000）的来访者的认知风格。关于《人格信念问卷》的研究表明，患有人格障碍的来访者倾向于认可那些从理论上来说与他们的具体诊断相关的问卷条目（Beck et al.，2001）。对严重心理健康问题（如边缘型人格障碍）的研究表明，图式评分的变化可以被视为认知行为疗法有效性的指标（例如 Arntz，Klokman，& Sieswerda，2005；Giesen-Bloo et al.，2006；Spinhoven，Bockting，Kremers，Schene，& Williams，2007），最近的研究文献聚焦于解释图式治疗在各种具体障碍中如何作用的理论、实证和临床基础（Riso，du Toit，Stein，Young，2007；Young et al.，2003）。

专栏2.1

图式举例（负性信念的核心领域）

"我是不可爱的，有缺陷的，我是坏人。"（不可爱或有缺陷的图式。）

"每个人都将离开我。我孤身一人。"（被抛弃或社会孤立的图式。）

"我不能相信任何人。世界是危险的。"（不信任、被虐待或易受伤害的图式。）

"我无助、无能、依赖他人。"（无能或依赖的图式。）

"我内心空虚。没有什么能填补这种情感空白。"（情感剥夺的图式。）

"我不知道我是谁，也不知道我想要什么。"（不能分化或情感抑制的图式。）

"我的需求如此之大，必须满足它们！"（权利感或限制不足的图式。）

"我需要事情按照我想要的方式发展，否则我会受不了！"（严苛标准型图式。）

注：改编自 Beck et al., 2004；Layden et al., 1993；Schmidt et al., 1995；Young et al., 2003。

适应不良的信息加工

鉴于浩如烟海的信息，人们如何组织、分类、过滤和精简这些观察到的信息，以使其更易于管理和理解？语言习得和发展在人们理解概念、创造心理范畴以高效方式组织经验的过程中起着关键作用。此外，随着生活经验的积累，人们学会了对他们遇到的情境做出快速联想和假设，这有助于他们更高效地处理信息，得出结论和做出决策，而不至于拖延。然而，这种方式也有缺点。当人们对情境做出快速假设时，由于新情境与先前的学习情境不同，因此很可能会不准确，从而导致情绪和行为在新的情境下适应不良。这可能会导致负面后果，个人会经历困难和痛苦。这种结果会促进新的学习，但由于对情境的错误认知归因，新的学习本身也会存在缺陷，导致个人吸取"教训"，而开始功能失调并产生情绪困扰。简而言之，信息处理过程中的错误或偏见在来访者的情绪和行为问题中发挥重要作用。以下是几种思维歪曲类型。

全或无（非黑即白）思维

生活中的大多数事物，包括大多数适应性思维，都存在于一个连续谱中。用非此即彼、非黑即白的方式思考的危险性在于，它人为地将人们局限于只能在两种选项中做出决策，而这两种选项都可能是极端的、统计学上概率极小的，而且往往不太实用。通常以这种方式思考会使一个人更容易受到极端情绪和极端决策的影响，并且会抑制人创造性地解决问题的能力。

武断推论（匆忙下结论）

这是指在没有足够支持证据的情况下得出结论。例如，有些人甚至在尝试之前就预料自己会失败，从而过早地放弃。

选择性概括（断章取义）

具有选择性概括认知过程的人往往会忽视"全局"，专注于情境中特别消极（且不具代表性）的方面。例如，一个对健康感到焦虑的年轻人将爬楼梯后暂时加快的心率解释为心脏病发作的危险征兆。

读心术

虽然通常人们会猜测别人的想法，但那些有"读心术"认知错误的人会高估他们假设的准确性，他们会习惯性地解读别人的言行，但这些解读不一定正确，并且通常会有产生人际冲突和不良情绪的风险。

灾难化（夸大消极的一面）

当人们有灾难化思维时，他们会把最糟糕的情况当成唯一可能发生的情况，从而对预期的困难和损失产生巨大的不安，而这些困难和损失实际上并不太可能发生，可以预防，或者即使发生，也根本没那么糟糕。

贬低积极面（贬低好的和有希望的数据）

表现出抑郁、悲观心态的人会过分重视那些不利的事实，却忽视那些可能表明积极或有希望的事实。这种思维方式代表了一种双重标准，即消极数据被视为"真实的"，但积极数据被视为无关紧要的。

认知易感性的其他方面

与上述认知加工歪曲相关的是一系列认知易感性，实证文献表明，这些认知易感性被认为与情绪障碍（包括自杀倾向）的风险因素有关，和（或）是情绪障碍的伴随表现。下面是一些简要的描述。

绝望感和无助感

有大量证据表明，如果来访者认为他们无法积极地改变自己的生活状况；以及如果他们预期自己的未来会充满丧失和痛苦，而没有改善的机会，则他们的抑郁情绪会恶化（绝望感；参见 Alloy, Peterson, Abramson, & Seligman, 1984）。当来访者表现出这些类型的想法时，他们自杀的风险就会增加，因此，对 CBT 治疗师来说，帮助来访者意识到自己的处境可能有所改善，以及帮助他们学习并使用相关技能去应对，至关重要。为了监测来访者的认知易感性，CBT 治疗师可以要求来访者完成《贝克绝望量表》（Beck Hopelessness Scale，BHS；Beck，Weissman，Lester，& Trexler，1974），以及《贝克抑郁量表-Ⅱ》（Beck Depression Inventory-Ⅱ，BDI-Ⅱ；Beck，Steer，Brown，1996）。

僵化的思维模式和糟糕的问题解决策略

健康、适应良好的思维，就像健康、强壮的身体一样，往往是灵活的。认知僵化，通常表现为高度概括化的全或无思维，导致人们经常拒绝有益的建议，忽视新的想法，并逃避使用创造性方法来解决重要问题（Ellis，2006）。抑郁、有自杀倾向的来访者通常会感知到更多问题，但少有问题解决方案（Beck，Wenzel，Riskind，Brown，& Steer，2006；Weishaar，1996），与其他人相比，他们也不太倾向于使用"损害控制"的原则，即在糟糕的情况下采取措施防止情况进一步恶化（见 Schotte & Clum，1987）。因此，CBT 治疗师会教来访者如何一步步建设性地解决问题（Nezu，Nezu，& Perri，1989）。

糟糕的自传体回忆

研究发现患有情绪障碍的患者在其个人历史的特定记忆方面存在缺陷（Evans，Williams，O'Loughlin，& Howells，1992；Gibbs & Rude，2004）。因此，与没有抑郁的人相比，他们更难从过去的经历中吸取有用的教训，他们同样没有认识到以前积极经历的重要性，而这些经历可能会动摇他们整体的情绪困扰。在 CBT 中，治疗师帮助来访者以更具体的方式思考，并进行一些练习来改善他们的记忆（例如，详细记录过去的重要事件；持续写详细的日志）。

完美主义（"病态、自我惩罚"的类型）

另一种全或无的思维形式可见于病态完美主义，如果来访者没有达到最高标准，他们会进行过度的自我批评，从而狠狠地惩罚自己，而不是鼓舞自己的斗志（Blatt，1995；Hewitt，Flett，& Weber，1994）。最近设计用于评估完美主义的焦虑和抑郁水平的自评量表是《评估忧虑型完美主义量表》（Evaluative Concerns Perfectionism Scale，ECPS）和《自我批评完美主义量表》（Self-Critical Perfectionism Scale，SCPS；Wheeler，Blankstein，Antony，McCabe，& Bieling，2011）。完美主义会妨碍自我接纳，也妨碍他们通过"足够好"的问题解决来获得满足感。因此，认知行为治疗师鼓励来访者为问题设计多种解决方案（而不仅是最佳方案）；鼓励他们看到从错误中学习的价值（而不是拼命回避错误）；鼓励他们在评估自己的同时看到自己的优势和劣势。

教会来访者 CBT 模型的基础

当 CBT 治疗师试图让新的来访者了解 CBT 模型时，其中一个关键的教育性信息是，"重要的不仅是情境本身，而是**我们**对情境的看法"。在下面的独白中，治疗师解释了思维在制造不必要的压力中的作用。请注意，治疗师使用的词是"我们"和"我们的"（而不是"你"），这么做已经开始在治疗中建立一种合作的感觉。

"我们在生活中都经历过压力，但有些压力是不必要的，因为它是我们自己造成的。换句话说，有些压力是客观的，即大多数人——如果他们处于同样的情境中——都会一致认为这是一次不愉快的经历，并且可能会感到困扰。然而，很多压力是**主观的**，因为它主要来自我们对情境的解释，而其他很多人可能不会如此困扰。有时压力既是客观存在的也是主观的，这意味着我们确实正处在一个艰难的情境中，但我们正在思考和做的事情使问题变得不必要地更困难。在 CBT 中，我们要做的最重要的一件事情就是更善于区分客观压力与主观压力，学会出色地解决问题来处理客观压力，并学会采用'理性反应'的方式来降低主观压力。这是我们将要练习的两项核心技能，最后的结果是你的情绪和态度将得到显著改善。"

具备胜任力的 CBT 治疗师还会向来访者传授行为习惯的重要性，这些习惯决定了他们生活中的诸多重要因素，如健康状况、情绪状态、自尊心、对他人的影响、在生活中取得的成就，例如：

"我们的治疗的另一个重要方面将是审视你如何利用时间，如何处理问题，如何与他人互动，以及这些行为习惯中哪些能够帮助你，哪些对你没有益处。通过这么做，我们可以有计划地改善你的行为，并帮助你在生活中更有效地获得你想要的东西。你对此有什么想法？你能否明白？你想从哪里开始？"

CBT 治疗师努力地教导来访者以社会科学家的思维方式来看待自己。收集关于"自己的数据"的行为本身会给来访者带来强大的力量，这也是具备胜任力的 CBT 治疗师会向来访者教授的技能之一。当来访者学会自我监控自己的情绪、行为、认知和生活中的其他过程时，他们会收获颇多，包括更客观的视角、更好的观察技能、更少的冲动以及能够从不同时间和不同情境中看到"全局"的能力。

如何将理论转化为治疗？

多布森等人（Dobson & Dobson，2009）对 CBT 研究领域进行了全面详尽的综述，指出认知行为方法在解决各种临床问题方面的有效性已经得到了大量证据支持。然而，他们补充到，我们仍在努力理解认知行为疗法的有效成分，以及努力理解治疗是如何产生具有临床意义的结果的，不仅包括"症状减轻"和"诊断缓解"等方面，还包括增强来访者的自尊、改善他们在承担重要的生活角色（例如，作为学生、员工、市民、父母、爱人）中的功能，促进来访者的整体身心健康等方面。

多布森等人（Dobson & Dobson，2009）引用了巴洛、艾伦和乔特（Barlow，Allen，& Choate，2004）的工作，他们提出了 CBT 能够有效治疗情绪障碍、焦虑障碍和其他临床问题（如饮食障碍）的三个主要原则：（1）改变那些引发来访者情绪困扰的认知评价，（2）阻止来访者回避负面情绪体验，以及（3）鼓励来访者采取一些与功能失调的情绪不相关的行为（Dobson & Dobson，2009，p.242）。这些原则在不同分支取向的 CBT 手册中都充分呈现了，包括认知重构过程（这是大多数 CBT 手册中包含的主要内容）、经验性暴露（如焦虑障碍和创伤后应激障碍的 CBT 手册，以及接纳承诺疗法的练习；参见 Hayes et al.，1999）、行为激活（Martell，Dimidjian，& Herman-Dunn，2010）、"反其道而行"（参见 Linehan 的辩证行为疗法，1993）、行为实验（Bennett-Levy et al.，2004）等。多布森等人（Dobson & Dobson，2009）补充说，关于治疗关系的益处也需要更明确地纳入 CBT 的治疗程序，这一观点得到了其他杰出理论家和研究者的回应（如 Gilbert & Leahy，2007）。此外，多布森等人还指出，虽然治疗手册在治疗中发挥着重要的作用，但衡量治疗师胜任力的标准是治疗师是否"能够超越治疗手册去开展实践，以个案概念化的方式灵活运用认知行为疗法"（Dobson & Dobson，2009，p.242）。接下来的章节也将重点讨论治疗关系和个案概念化等重要因素。

本章重点

- 如今，我们实践的认知行为疗法是在循证的原则下，行为疗法、社会学习理论和认知心理学这三者的结合。尽管 CBT 中有许多各自强调不同关注点的分支流派，但它们都共同遵循着经验主义原则。

- 从 CBT 的角度来看，心理健康由许多特征和能力组成，其中包括一个人拥有（1）广泛的行为技能库，可有效地用于解决问题，与他人建立良好的关系，并以不同的方式做出积极反应，并在不同的情境下得到积极强化；（2）认知灵活性、客观性、敏锐的观察技能和希望感，以及自我效能感；以及（3）良好的情绪自我调节能力，同时仍然拥有体验到广泛的情感和愉悦感的能力。

- CBT 治疗师评估和治疗的问题行为模式包括来访者的行为缺陷、控制不足的行为、过度控制的行为、过度泛化的行为和难以消退的行为。

- CBT 治疗师评估和修改的来访者思维的三个主要"层次"包括（由浅入深）自动思维、中间信念和图式。消极图式代表对自我、世界和未来的根本看法，会对来访者的功能产生负面影响。图式有"不可爱""被抛弃""不信任""无能""权利感""严苛标准型"等类型。

- CBT 治疗师评估和治疗的问题认知模式类别包括全或无思维、灾难化、贬低积极面，等等。

- 来访者认知易感性的其他基于经验的领域包括绝望感和无助感、僵化的思维模式和糟糕的问题解决策略、糟糕的自传体回忆以及惩罚性的完美主义。

- 认知行为治疗师向来访者传授 CBT 模型的知识，从而为他们理解治疗提供概念基础，并因此帮助来访者掌握治疗的主动权。

第 3 章

建立有效的治疗联盟

"记住，你遇到的每一个人都会害怕某些东西，爱着某些东西，也失去过某些东西。"

小杰克逊·布朗（Jackson Brown，Jr.）

具备胜任力的 CBT 治疗师都非常强调热情、真诚和支持这些态度，不仅因为这些是有效治疗的重要特征和组成部分，还因为它们可以帮助实现 CBT 治疗技术的效果。在缺乏人际互动的情况下，CBT 治疗师会很快发现他们的方法无法产生积极影响，来访者也不太愿意积极参与治疗过程。对许多来访者来说，理解和学习 CBT 技能是一项艰难的工作，尤其是在他们已经感到疲惫、焦虑、不自信甚至绝望时。因此，CBT 治疗师的支持、鼓励、安全和灵活是治疗过程中至关重要的一部分。

早期关于贝克认知疗法的开创性著作就非常明确地指出，治疗师和来访者之间的积极工作关系对于治疗过程至关重要（Beck，1976；Beck et al.，1979）。同样，一篇关于行为治疗实践的里程碑式文章（Goldfried & Davison，1976）将温暖和共情描述为治疗师的核心技能，并补充说，"如果行为治疗师坚持认为仅凭学习和社会影响即可让人实现行为改变，那他就完全脱离了临床现实（p.55）"。认知行为疗法与其他治疗取向的不同之处在于，它认为积极的治疗联盟是治疗的必要条件，但不是充分条件（这与卡尔·罗杰斯的人本主义传统不同，后者认为接纳的治疗关系是必要和充分条件）；而且如果治疗关系一直运转良好并且不会造成什么问题，那么也不需要将治疗关系作为治疗中的公开主题（这与精神分析流派也不同，后者认为治疗关系必须是个案概念化和治疗改变的关键组成部分）。不过正如我们将要看到的，具备胜任力的 CBT 治疗师会认识到在治疗关系中进行个案概念化和解决问题的重要性，因此他们并不回避这一至关重要的任务（见第 4 章）。

CBT 治疗师将自己与来访者作为一个团队一起工作，以便识别、理解和解决来访者的心理问题。在 CBT 中，这种胜任力被称为"合作经验主义"，在治疗过程中，治疗师通过教授来访者尽可能客观和建设性地看待构成生活的诸多数据这一技能，以加强他们与来访者的工作联盟（Beck et al., 1979；Tee & Kazantzis，2010）。在这个过程中，治疗师帮助来访者感到更多的自主权，并对改善前景更加充满希望，从而加强治疗师和来访者之间积极的关系纽带。本章会强调 CBT 治疗师如何在与来访者建立积极联结的同时向他们介绍 CBT 方法。此外，本章将解释具备胜任力的 CBT 治疗师如何与来访者合作设立恰当的治疗目标，以及在 CBT 过程中如何征求来访者的反馈，以传达对来访者意见的尊重。稍后，本章将描述"痛苦敏感性（distress sensitivity）"的概念，这一概念代表了高水平的人际胜任力。本章中的案例将说明上述所有内容，其中还包括具备胜任力的 CBT 督导师如何帮助受训者最有效地处理治疗关系。

与来访者建立积极的关系

对于 CBT 治疗师来说，与来访者建立积极的工作关系的最佳方式是什么呢？新手治疗师会认为对来访者友好，做一个良好的倾听者很重要，这毋庸置疑。可以肯定的是，这些都是重要的人际技巧，有助于人与人之间建立纽带。然而，在认知行为疗法方面更有经验或更熟练的治疗师知道，不止如此。从第一次治疗开始，具备胜任力的治疗师就会努力激发来访者对心理改善的希望和对 CBT 的信心。这是怎么做到的？其中一种方法是治疗师表现出他们尝试帮助来访者的意愿。比如，治疗师通常会收集首诊来访者的初步临床信息（例如，治疗前问卷调查、摄入性访谈报告、来访者以往的治疗档案），通过熟悉这些重要数据，证明治疗师已经完成了治疗开始前的功课，熟悉了来访者的人生历史和当前问题。如此，治疗师已经准备好并期望准确地理解来访者，并希望从今天开始就帮助他们取得进展。以下是一名具备胜任力的 CBT 治疗师及其来访者切茜在第一次治疗开始时的对话，在此之前，切茜与另一名接诊医生进行了摄入性访谈评估。

治疗师：你好，很高兴见到你。

切　茜：谢谢，（停顿，低头视线向下。）我不确定应该如何开始治疗。

治疗师：嗯，我很乐意告诉你，通常一次治疗是如何开始的，然后我也很愿意听到你的反馈，以确保你今天有时间说出想要和我优先讨论的事情。

切　茜：我不确定我想说什么？你认为我们应该谈些什么？

治疗师：（已经在默默地概念化来访者的反应，提出一系列假设：来访者可能对接受治疗有一些焦虑，可能倾向于听从他人的意见，可能难以自我监控最重要的想法和感受。）我读了你与评估医生访谈的报告，我想我可以先总结一下我对你的了解，看看你是否认为我充分了解了你的基本情况以及你来这里的原因。这是议程的一部分。议程的另一部分是谈谈你的治疗目标。换句话说，你希望我们能在这里做到什么，这样当你离开咨询室的时候，你会知道你比第一次来的时候状态更好，你会相信自己有能力应对生活中更多的压力。当然，还有一个议程是我为你解释一下关于认知行为疗法的一些知识，这样你就能知道和我一起工作会发生什么。到目前为止，你对我刚刚说的话有什么想法？你有什么想调整，或者想补充的吗？

切　茜：昨天发生了一些事让我非常难过，我希望今天能谈谈这件事。

治疗师：当然，那让我们把它补充到议程清单中。刚好我也想了解一下，在你现在的生活中你觉得困难的事情。如果你认为合适，也许我们可以开始解决一些问题。你还有什么想补充的吗？

切　茜：你能否先告诉我，你从我的摄入性访谈中了解到了哪些信息吗？

治疗师：我非常愿意。也请你告诉我，我的总结是否准确。

请注意，治疗师在一开始就开门见山地提到了议程。议程不仅是一份客观的"事项清单"，还是在 CBT 中建立牢固的治疗关系的一部分，因为它传达了这样的信息："我们将讨论对你来说非常重要的事情，从而你可以从每一次会谈中获益，包括这次会谈。"这本身就是一种充满关怀的沟通方式。具备胜任力的 CBT 治疗师将关心、合作和希望注入每一次结构性会谈或干预方法之中。与此同时，讨论议程传达了这样一个信息，即治疗将涉及一个计划，有一个方向。这不仅符合 CBT 积极主动的原则，而且有证据表明，在治疗早期，能够就治疗目标和任务达成一致也与更稳固的治疗联盟和更好的治疗效果相关（Webb, DeRubeis, Amsterdam, Shelton, Hollon, & Dimidjian, 2011）。通常来说，将治疗关系和有效的治疗方法作为交互的变量来检验是困难的（也许是不必要的）。在《心理治疗》（*Psychotherapy*）期刊关于循证治疗关系的特刊中，诺克罗斯和兰伯特（Norcross & Lambert, 2011）描述了"治疗方法和治疗关系之间的高度协同作用（p.5）"，他们总结了这些因素之间相互作用的经验证据。他们补充说，"一个人做什么和怎么做是相辅相成、不可分割的"以及"治疗方法的价值不可避免地与应用它的相关情境联系在一起"（p.5）。

切茜的治疗师从摄入性访谈报告中总结了以下内容。

治疗师：我从报告中了解到，你在生活中经历了多次抑郁症发作，通常是由压力或丧失引发的，比如现在是因为你母亲大约 3 个月前去世了。听到这个消息，我很难过。然而，尽管发生了这么多事情，你还是努力维持了相当不错的社会功能。例如，即使你在校园里骑自行车时被汽车撞伤，你依然完成了大学学业；即使你居住的公寓大楼发生了火灾，你被迫搬家，你也能专注于工作；即使你曾经的未婚夫与你断绝关系，你也能重新建立新的恋爱关系；等等。所以，很明显，你有相当良好的应对技巧和不错的韧性和复原力。但是，你确实经历了不少痛苦，现在你妈妈去世了，这无疑带来了巨大的伤痛。（注意到来访者泪眼蒙眬。）这一切都太难了，对吗？我很抱歉。你现在怎么样？你想到了什么？

切　茜：（泪光闪烁。）简单来说，这就是我的人生。我尽了最大努力，但糟糕的事情还是不断发生，让我受挫。我也不知道这次能不能重新振作起来。

尽管来访者表达了自己的疑虑，但很明显，治疗师成功地总结了来访者的个人史，并对来访者情绪困扰的相关问题非常敏感。通过对摄入性访谈报告的总结，治疗师已经展示出他有很强烈的动机去理解和帮助来访者，并立即开始治疗。此刻，对治疗师来说，重要的是同样去激发来访者的信心和希望。

治疗师：最重要的是，治疗室将是一个你可以自由谈论悲伤的地方。我想知道妈妈对你的意义，当然我希望是在你觉得足够安全和自在的时候去谈论她。此外，在审视你的人生历程时，我发现你有很多显著的心理优势。也许，我们在治疗中的另一个目标可能是识别和巩固你的优势，这样，你可以凭借这些优势继续向前。你对这个目标有什么想法？

总之，为了与来访者建立融洽和良好的关系，该治疗师已经做了以下工作。

- 使治疗室成为来访者能够自由表达的安全空间。
- 对来访者的重大丧失感表示理解。
- 通过阅读评估报告，证明治疗师已经为本次会谈做好了充分的准备，从而让来访者明白治疗师已经全身心投入帮助她的过程中了。
- 对来访者的心理优势进行了评价。
- 开始将 CBT 的人际关系方面（例如，准确的共情、合作）与 CBT 的功能性、程序性方面（例如，制定议程和设立目标）联系起来。

评估来访者的准备程度以及提升治疗改善的因素

具备胜任力的治疗师明白，并不是所有的来访者在进入治疗时，都有相同的目标和方向。来访者的改变准备程度是一个连续谱，这个谱系的一端是被强制接受治疗的人，他们自己不愿意寻求帮助；而另一端是那些已经在生活中取得了重大治疗改变的人，他们正在寻求专业帮助来维持现有的改变，以防复发；以及介于这两者之间的各种情况。具备胜任力的治疗师都知道普罗查斯卡等人（Prochaska，DiClemente，& Norcross，1992）提出的"改变阶段"模型。该模型阐述了，在改变的动机水平上"在来访者的所处阶段上与之工作"的重要性，从而建立令人满意的治疗议程。例如，当来访者处于"前沉思"阶段时，他们没有意识到问题，也没有考虑做出改变，治疗师急切地提出激进的治疗计划几乎没有什么益处。同样，当来访者处于"沉思"阶段时，他们正在考虑：或许在将来某个时候以某种方式进行改变。此时，对治疗师来说，在尚未了解为什么来访者犹豫不决之前布置艰巨的家庭作业，可能是个糟糕的时机。

有数据显示，许多来访者在还没有机会接受足够"剂量"的循证治疗之前就终止了治疗——就像他们在第一次会谈结束后没有再来咨询一样（Barrett，Chua，Crits-Christoph，Gibbons，& Thompson，2008），所以对 CBT 治疗师来说，意识到来访者可能存在的疑虑并对之保持敏感是非常重要的。具备胜任力的 CBT 治疗师明白，他们没法保证新的来访者一定会参加之后的会谈，因此治疗师必须精心设计第一次会谈，以确保来访者能够感受到自己的意见、意图和目标得到了治疗师的尊重。治疗师可能会花更多的时间讨论来访者的选择，而不是直接进行干预。治疗师可能会更加注重将来访者的关切和疑虑，并将其概念化为 CBT 模型中的数据，并引导来访者逐步接受 CBT 模型（见下面的逐字稿）。具备胜任力的 CBT 治疗师也知道来访者目前处于改变的什么阶段，如 "准备""行动"和 "维持"，在这些阶段，及时启动更大胆的治疗计划可能更合适、更有帮助。借助督导，具备胜任力的 CBT 治疗师做到这一点很容易，这一部分将在后面的章节中描述。

就切茜而言，治疗师会与来访者一起制定一份简短的会谈主题和目标清单，在这份清单中，来访者失去母亲的哀伤可能是最首要的关注点。然而，下面的对话说明了合作在治疗目标设定中的重要性。在会谈中，来访者说了一些治疗师未必预料到，但此刻必须考量的事情。

切　茜：（泪流满面……）我不知道自己还能不能谈论我妈妈的事情了。这几周来，我一直向朋友们哭诉，但这让我难过到筋疲力尽。我担心如果继续这样下去，自己根本无法工作。

治疗师：我明白了。很欣慰听到你说有朋友在支持你，但当你说因为要不停地哭着谈论和妈妈有关的事情而感到脆弱和力不从心时，我很难过。我很愿意谈论你认为会让你变得更坚强的话题。

切　茜：那是另一回事。你说我有优势，但我不这么觉得。我感觉自己很无助，我不知道以后没有妈妈的日子该怎么办。

治疗师：感谢你告诉我这些，这有助于我更好地理解你。我之所以认为你有很多应对技巧，是因为你过去的经历表明，你似乎能从相当困难的生活事件中恢复过来，而且恢复得比预期好。我仍然认为这个事实很重要，但现在我更关心你对自己的看法。听起来，你认为自己"很脆弱"，而且你会低估和忽视自己的优势。如果你愿意，这可能是我们在认知行为疗法中需要讨论的问题之一。研究表明，患有抑郁症的人往往对自己、生活和未来抱有过于负面的看法，我想知道你是否也如此低估自己的优势。

切　茜：我只是有太多事情要处理……有些事情我还没告诉你。我不确定我是否有足够的精力来应对这一切。

治疗师：切茜，我了解了你的感受。我不会低估你生活中的压力。我们将利用这次治疗机会来合理客观地审视你的生活，其中既包括你的艰难困苦和脆弱，也包括你对未来的希望和你的应对技巧。我们会公正地看待你的生活状况，综合地考虑所有因素，尽管你的生活中有很多困难。这将是我们一起开始帮助你从抑郁中康复的旅途。

下面的逐字稿描述了这位具备胜任力的认知行为治疗师如何以真诚和支持的方式向切茜说明她在未来的治疗中可以预期的重要信息。

治疗师：在 CBT 中，我们将尝试一些应对技巧，你可以用它们来帮助自己管理压力情境下的情绪反应以及解决生活中的问题。我很乐意向你展示如何应用这些技能，并在这个过程中给予你鼓励和支持。

切　茜：什么样的应对技巧呢？我不得不告诉你，我一直在努力，但我不知道我还能做什么。

治疗师：我丝毫不怀疑你已经尽了最大努力。事实上，如果你能告诉我，你过去是如何尝试处理你的问题的，将非常有帮助，这样，我们就可以尝试把我们俩的想法结合起来。有时，只需要一点小小的调整，就可以让你从自己的这些努力中收获更多。

切　茜：听起来不错，但到底是什么样的应对技巧呢？

治疗师：嗯，我现在可以给你描述一个大体的轮廓，然后我们会在后续过程中深入讨论细节。目前，我可以告诉你，我们将努力学习一些应对技巧，比如学会更客观和更有建设性地思考，通过规划日常活动克服疲劳和低动力，对极端情绪和行为冲动有更多的自我控制，以健康的方式放松自己，以及与生活中的重要他人进行更好的沟通等。

切　茜：听起来不错，但我已经抑郁很长时间了，我不知道这些能改变多少。甚至我不知道像今天的这种治疗，我能否坚持下去。你说的这些听上去工作量很大，我现在没有任何精力和能量。

治疗师：你说得对，CBT 需要做很多工作，一开始可能会感到困难。不过，其实只要我们俩合作，根据你的个人需求共同制订一个合理的计划，然后一起为此努力，也没那么困难。而我的工作职责就是了解你正在经历的事情，根据你的目标调整治疗方法，并在整个过程中都给予你鼓励和支持。

切　茜：但是如果我做不到呢？如果我这次治疗失败了呢？

治疗师：我会支持你的。无论我们想要在治疗中取得什么成果，我们都会一起努力。顺便说一下，可能的结果不只有百分百的成功或彻头彻尾的失败。我们有充分的理由相信，即使你一开始感觉疲惫和怀疑，也可以取得一定程度的进展。一旦你学会了这些技巧，开始取得进步，你的精力就会变好，然后你就可以做得更好。这只是需要一点练习和耐心，但我们会做到的。

切　茜：我只是担心，假如你发现，即使我接受了认知行为疗法也可能无法做出改变。

治疗师：嗯，我们现在就可以开始学习认知行为疗法。就你刚才所说的话，我们试着用更客观和更有建设性的方式去看待它，而不是仅仅全盘接受你对自己说的这些悲观的事情。

切　茜：我不太明白你的意思。

治疗师：让我解释一下。我们现在的实际情况是，这是你的第一次 CBT 会谈，我们刚刚开始。然而，你已经在预期治疗会出现最糟糕的结果，即治疗失败。这就是抑郁思维的一个例子，因为你的这些想法，正是我们称为"匆忙下结论"和"灾难化"的思维，当你这么想的时候，你觉得它们对你的情绪和动力有什么影响？

切　茜：嗯，还没开始，我就想放弃了。

治疗师：对，这是一个非常不幸的后果！所以，我提议，我们都不要放弃。在做出评判之前，我们应该亲自看看事情是如何发展的。我们应该暂且相信你自己，而不只是展望未来并预设自己不会成功。如果我们可以从你刚刚的这个想法开始，那么我们已经在帮助你如何更好地思考上做了一些良好的改变。

　　从上文可以看出，治疗师并不是在试图抽象地解释 CBT 的基础知识，而是已经将它们与切茜的个人问题联系起来。与此同时，他还试图灌输一些希望，以提升切茜的信心。上述例子还表明，具备胜任力的治疗师对切茜的消极心态表达了共情，但不是以削弱对治疗的希望为代价的。治疗师给来访者传达的隐含信息如下："我关心你的感受；然而，我们必须共同努力，来共同评估和修正这些感觉背后的思维，因为它们可能会让你感觉更糟糕，而事情本没必要如此。"在这个过程中，治疗师也开始向切茜介绍认知行为模型。

　　在第一次会谈结束时，如果来访者感到：治疗师会对自己积极关注和全力以赴，自己能从治疗师那里学到有用的东西，并且相信自己找到了一个值得信赖并值得自己投入（例如，时间、精力、情感和金钱）的专业人士，来访者可能会对治疗（以及治疗师）有积极的感觉。具备胜任力的 CBT 治疗师在第一次会谈中的基本待办事项包括以下内容：

- 通过良好的倾听和表达关心来建立融洽的治疗关系；
- 讨论来访者的治疗目标，并在追求这些目标的过程中，建立合作意识；
- 开始教来访者理解认知行为疗法模型以及如何将其应用于来访者的特定问题；
- 最后以家庭作业结束会谈，传达"我们已经开始取得进展"的信息。

有证据表明，治疗初期的成功——学会自助技能和体验到症状减轻——可以促进治疗关系的发展（Feeley，DeRubeis，& Gelfand，1999；Strunk，Brotman，& DeRubeis，2010）。因此，聚焦治疗任务与建立积极的治疗关系是高度兼容的。事实上，借用"一事成功百事顺"的格言，也许我们可以提出假说：建立积极的治疗关系和帮助来访者掌握认知行为疗法的自助技能，会产生一个积极的正反馈循环，从而强化每个变量（Crits-Christoph et al.，2011；Newman，2007）。

反馈

在第一次会谈接近尾声时，治疗师应该总结这次会谈，并征求来访者的反馈。这为之后的会谈设定了标准，也让治疗师和来访者有机会反思双方对第一次会谈的感受和看法。以下是与切茜的第一次会谈的总结。

治疗师：切茜，谢谢你今天的坦诚。我们才刚刚认识，不过你非常信任

　　　　我，分享了这么多，让我很感激。与你预想的情况相比，这次会
　　　　谈进行得如何？

切　茜：在此之前，我真的不知道会发生什么。我曾担心自己可能会
　　　　崩溃。

治疗师：你现在的真实感受如何？

切　茜：出乎我的意料，好了一点。

治疗师：听到你这么说，我很高兴，我也很高兴你今天来了。你觉得，我
　　　　们今天会谈的主要收获是什么？

切　茜：也许我感觉自己很脆弱，但这并不意味着我真的很脆弱。也许我
　　　　可以怀念我的妈妈，但没有她我也不用感到无助。

治疗师：你总结得很好。我同意你所说的。我想补充的是，你也帮助我理
　　　　解了你的妈妈对你的重要意义，以及你能来接受治疗是多么艰难
　　　　的决定。我很感激你有勇气今天来到这里。

切　茜：哦，还有一件事。我认为评估个人优势的家庭作业会很有趣。当
　　　　你第一次提到它时，我不认为我能做到，但我现在已经对我要写
　　　　的东西有了一些想法。

治疗师：我很期待，我们以后可以讨论这个话题。（停顿，微笑地回应切
　　　　茜的评论，然后继续。）那么，这次会谈有哪些你不喜欢的部分，
　　　　或者你希望我在下一次会谈中有所改变的部分吗？

切　茜：（思考。）没有，只是不要对我期望太高哦。

治疗师：你是不是感受到了来自我的一些压力，觉得我会让你马上成为一
　　　　个"超级实干家"？

切　茜：（咯咯笑……）差不多吧！

治疗师：好吧，如果你觉得，我给你了太大压力，请告诉我，我会试着放
　　　　慢一点。我想帮助你取得治疗效果，但我也希望我们稳住自己的
　　　　节奏，不要负担太重。我想我们可以找到一个合适的中间点。

切　茜：是啊，不是"全或无"，对吧？

治疗师：没错，说得好。

正如切茜和她的治疗师之间的对话所表明的那样，第一次会谈（或治疗初期的任何一次会谈）不仅为治疗师提供了与来访者建立关系的机会，同时概念化了治疗目标，以及初步确定了实现这些目标的方式。

痛苦敏感性

吉尔伯特（Gilbert，2007）描述了被称为"痛苦敏感性"的概念。这种人际关系间的胜任力，指的是治疗师对来访者情绪的"触角"，这种胜任力要求治疗师通过仔细地观察来访者的姿势、面部表情和眼神交流、语调（还有语调的变化）以及来访者所说的内容，来感知来访者的情绪。这种胜任力可以通过以下方式培养：全神贯注地关注来访者，激发自己理解来访者的动力——甚至向来访者坦承，"我不明白，但我很想知道，你能再给我解释一下吗？"——以及通过回看自己在治疗录像中的表现来训练。在下面的对话中，治疗师提到自己观看了她与卡尔前一次会谈的录像，之后向来访者指出自己没有足够精确地与卡尔共情。

治疗师：我想再次感谢你，同意让我们将上次的会谈录制下来。我本周回看了录像，发现了一些我认为第一次可能没有注意到的事情，我想和你分享一下我的想法。

卡　尔：（打起精神，并表现出兴趣；她很高兴听到治疗师说她花时间看了视频，并且发现治疗师重视自己。）你漏掉了什么？

治疗师：当你谈到离开学校的记忆时，声音变小了。我觉得，你的眼睛也湿润了。然后你转换了话题，而我也直接顺着新的话题继续说下去了。我想，我可能当时没有意识到，你离开学校时经历了强烈的失落感。当我回看这些录像时才真的受到了情感冲击。你的家庭问题深深影响了你，导致你放弃了追求学业，我感到非常难过。你今天是否愿意多聊聊这一部分的议题？

卡　尔：（变得泪眼蒙眬。）谢谢你。（停顿……）我不确定自己还能说些什么，我甚至不确定自己还能不能再谈论这件事。（停顿……）你说得没错。只是想一想这件事就很痛苦，但这是真的。我不想对我的家人心怀怨恨，但我只能责怪自己，没能重返学校继续学业。（哭泣……）

治疗师：我很抱歉，卡尔。（凑近，递给她一张纸巾。）如果你想多谈谈，就告诉我。如果你不想，我也会尊重你的意愿。我想知道你此刻的感受，然后回应你。

在上述例子中，治疗师不仅明确地表达了对来访者的关心，而且准备好了倾听和理解来访者。此外，治疗师也能尊重此时此刻"来访者的处境"。虽然治疗师已经在想，"也许在未来某个时刻，我们可以为卡尔重返校园完成大学学业这一问题扫清一些障碍"，但在这个敏感时刻，治疗师不打算推进这个议程，而最好只是静静地"见证"卡尔的痛苦。

在督导中，新手治疗师有时会问这样一个问题，"如果我注意到来访者的痛苦，我邀请他谈谈，但来访者不想谈，怎么办？"下面的对话呈现了，具备胜任力的 CBT 督导师如何帮助受训的新手治疗师在治疗关系中解决这个问题。

督导师：我明白你的意思。你希望能够理解来访者的情感痛苦，以便与她建立关系，但同时，当她说她不想谈这件事时，你也希望尊重她的意愿。

受训者：我还担心，如果我不追问她的情感痛苦问题，我就是在支持她的经验性回避，这很糟糕，但如果我强调这个问题，她可能会完全离开治疗，这也很糟糕！

督导师：这可能是你在治疗中"自我应用"的一个好机会。这意味着你可以适当地披露在治疗关系中发生的事情，让来访者了解你的感受和想法。

受训者：在实践中会是什么样子的？

督导师：让我们做一点角色扮演练习。我是作为治疗师的你，而你是来访者。可以用你认为她会使用的口吻，从你告诉我"我不想谈论这个问题"开始。

受训者：其实，她很容易哭，然后就回答什么都很"好"，也不想谈论这件事。

督导师：好吧，那我们这样开始角色扮演：表现得好像你刚刚哭过一样，我会试着解决这个问题。我们开始吧。（扮演治疗师的角色，身体稍微前倾靠近扮演来访者角色的受训者。）"如果这个话题让你感到心烦，我很抱歉。我想知道你现在在想什么。"

受训者（作为来访者）："没事，我真的不想深究。真的没事。"

督导师（作为受训者）："我现在真的能感受到你的悲伤。很抱歉。"

受训者（作为来访者）："我们继续吧，我真的没事。"

督导师（作为受训者）：（停顿思考，然后轻声说话。）"我真的很想帮你。我想，目前有两种方法可以帮助你，但是这两种方法各不相同，所以我也有点左右为难。一方面，我可以尊重你的意愿和你的隐私，这意味着我们会转到下一个话题。另一方面，我注意到你的痛苦，想帮助你探索痛苦，从而更好地理解你的痛苦，比如看看你的内心到底在想些什么。我现在不知道应该选哪种方式。你能帮帮我吗？"（试着让这个对话变得听起来有趣。）

受训者（作为来访者）：“求你了，这太难了。现在我还无法谈论它。”

督导师（作为受训者）：“好的，我理解。我会尊重你的隐私。我只是想让你知道，我注意到了你的痛苦，而且我不想忽视它。我们可以按照你的意愿继续，但我想让你知道，我现在真的很关心你，我愿意用任何机会来了解和理解你正在经历的事情，只要你觉得准备好和我讨论。”（停止角色扮演。）你从这次角色扮演中主要学到了什么？

受训者：我想，我需要真诚地表达我对如何处理这种情况的矛盾感，但最终我必须尊重来访者的意愿。

督导师：对。还有什么？关于你的临床判断和你与她的治疗关系，你还需要向来访者传达什么信息？

受训者：我必须让她知道，我的目标是帮助她，如果这意味着我们即将绕过一个重要的话题，也是因为她恳求我如此做，那么这就是我们应该要做的，但我不能忽视她的悲伤和痛苦，假装一切都没有发生。最后，我必须以一种非常温和、非对抗性的方式来表达。

督导师：非常好！就是这样。你所要传递的信息就是你关心她，想和她合作，你很清楚她的情绪反应，保持开放的姿态，并且随时在她愿意的时候与她讨论这件事。你在各方面都在肯定她，包括给予她主动权，由她决定何时谈论困难的议题。而且你很有同情心，也表现得很友好，做得不错。

受训者：但这一切都始于我首先注意到她感到痛苦。

督导师：没错。这是“痛苦敏感性”的一个绝佳例子。

上述对话展示了督导师和受训者双方的胜任力，因为他们共同努力去创造一个让来访者可以接受的治疗环境。他们有效地使用角色扮演练习受训者“自我应用”这一进阶的人际关系技巧（见第4章），以一种最好的共情方式来解决"是否回避令人不安的话题"这一问题。

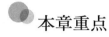 **本章重点**

> - CBT 将治疗关系视为治疗过程中不可或缺的部分。除了提供支持、温暖和希望，CBT 治疗师还与来访者一起参与"合作经验主义"的探寻过程，在这个过程中，他们共同努力去客观地了解来访者的生活，并达成共识，制订建设性改变的计划。
> - 具备胜任力的治疗师通过立即与来访者建立积极的联结，投入精力关注他们，展示出他们在准备会谈时已经做了"功课"，并努力从第一次会谈时就给来访者一些具体可行的工作方向。这可以激发来访者的力量，并创造希望感。
> - 具备胜任力的治疗师知道如何将 CBT 的程序性和技术性方面与其人际关系方面相结合起来。CBT 最好以敏锐、尊重和准确的共情的形式来实施。
> - 来访者接受治疗时，处于改变的不同阶段。具备胜任力的治疗师通过与来访者合作，根据来访者所处不同阶段的状态，来共同制定治疗目标，并根据来访者的动机水平调整治疗节奏。
> - 具备胜任力的 CBT 治疗师征求来访者的反馈意见，表明治疗师尊重来访者的意见，并欢迎来访者表达出来，从而确保来访者在会谈中取得治疗效果。同时，治疗师也愿意根据来访者的反馈做出调整。
> - 对"痛苦敏感性"具有高度觉察的治疗师具有高水平的关系胜任力，他们能够觉察来访者情感痛苦的言语和非言语迹象的细微变化，并依此来准确调整自己的共情表达和 CBT 技术的运用。

第 4 章

维持有效的治疗关系

治疗关系的发展有时并不顺利。例如，治疗师和来访者可能会发现，他们在治疗目标上存在分歧。来访者可能会感到被误解，又或者感到被迫讨论他不愿意面对的事情。有时，来访者或治疗师（或双方）会对治疗的节奏，或者来访者的进展感到沮丧。当治疗关系变得紧张时，情况可能非常微妙，比如一方或双方在互动中发现了一些莫名的不舒服。而在其他情况下，他们的紧张关系也可能非常明显，例如在治疗师和来访者发生口头争执时。在治疗过程中，治疗关系紧张的时刻也正是暴露丰富信息的时刻——有时甚至是关键时刻。根据治疗师处理这些困难的能力，以及来访者对治疗师修复关系的努力的反应，治疗关系中的问题可能会导致不同的结果，比如治疗过早终止，或者相反—— 一次有意义的矫正性体验，从而使来访者收获希望并取得进步（Safran，Muran，Samstag，& Stevens，2001；Strauss et al.，2006）。斯佩里（Sperry，2010）将维持健康、建设性的治疗关系中的困难大致分为三类"干扰治疗的因素"：（1）来访者的阻抗和矛盾心理，（2）移情和反移情行为，以及（3）治疗联盟的破裂。本章将从 CBT 的视角来研究这些现象。

阻抗与矛盾情绪

阻抗一词指的是来访者内心世界中那些维持了心理现状的功能，即使他们可能声称自己有改变的愿望和意图。历史上，CBT 治疗师和接受过精神分析训练的治疗师对阻抗的本质有着截然不同的观点。例如，CBT 治疗师将阻抗视为来访者不遵守治疗计划或家庭作业的行为（见 Kazantzis，Deane，Ronan，& L'Abate，2005），因为这些行为阻碍了治疗。而精神分析治疗师对它的定义是：阻抗是来访者内心冲突自然而然和意料之中的反应，因此，如何阐释来访者的阻抗是精神分析治疗过程的必要组成部分。最近，这两种流派之间的差距有所缩小，CBT 治疗师指出，阻抗可能确实会反映矛盾心理（即相互冲突的情绪）、长期适应不良的信念（不仅是行为缺陷或奖赏停止和惩罚改变的环境条件），以及人际关系等因素，其中包括治疗师的错误（Leahy，2001）。

虽然 CBT 治疗师重视对来访者的指导和时间效率，因此他们努力推动来访者的积极变化，但如果要真正具备胜任力，他们还必须对来访者关于改变的疑虑保持敏感，并表达共情。虽然来访者通常会说他们希望减轻情绪困扰（例如抑郁和焦虑症状），但他们可能同时恐惧改变。来访者可能会承认他们长期以来的不良的功能模式，但他们也可能错误地坚信，试图改变他们的标准功能模式实际上可能会使他们的状况恶化。因此，很显然，如果要在"糟糕"和"更糟糕"之间做出选择，"糟糕"就是合乎逻辑的选择，而这也就意味着不改变！善解人意的 CBT 治疗师理解这一点，同情来访者的这一困境，并立即采取行动向来访者表明不只有"糟糕"和"更糟糕"这两个选择——此外还有一个被称为"好一点"的选择。然而，具备胜任力的 CBT 治疗师应该认识到，来访者接受这一假设并不容易，整个治疗过程对来访者提出了很高的要求。正如纽曼（Newman，2002）所说的，作为治疗师，我们必须意识到我们对来访者的期望。

1. **相信**一位自己并不了解和熟悉的治疗师。

2. **学习**新的应对技能，即使他们可能会感到疲劳、疲惫，被生活击垮。

3. **成为**一个"全新和进取"的人，即使他们此时很难定义自己是谁。

4. **倾听**和**理解**治疗师告诉他们的各种复杂事情，同时还得忽视那些他们内心中曾不断重复告诉自己的习惯性自动化思维。

5. **承诺**参加艰难但不一定保证有帮助的治疗。

6. **探索**新的想法和生活方式，尽管来访者对当前生活方式的熟悉感和可预测性可能是他们唯一可靠的"安全感"。

7. **怀抱希望**，相信他们的生活会有所改善，即使他们可能再次被生活所拖累。

胜任的、共情的治疗师能够意识到，上述这些要求相当苛刻，因此来访者需要在这个过程中得到治疗师温和的指导，以及治疗师需要为来访者的过失、倒退和其他形式的"阻抗"留有余地。为了帮助来访者应对治疗中的不确定性和风险，纽曼（Newman，1994）建议 CBT 治疗师应该尽一切努力接纳和容忍来访者的困难，并通过思考以下问题，尝试用认知行为疗法的术语来概念化阻抗。

1. 来访者的阻抗有什么**功能**？

2. 来访者当前的阻抗与他的**历史模式**是如何相适应的？

3. 来访者的哪些**信念**可能会增强阻抗？

4. 如果来访者更积极地参与治疗，他会担心哪些**后果**？

5. 来访者如何**误解**或**歪曲**治疗师的意图和相关的治疗建议？

6. 来访者缺乏哪些技能，而这可能会导致他参与 CBT 的协作时遇到困难？

7. 在来访者所处的环境中，哪些因素影响了促进改变的积极条件（甚至**惩罚**改变）？

8. 作为治疗师，我应该如何更新和修改个案概念化，从而增进我对来访者及其阻抗的理解？

通过提出上述问题，具备胜任力的 CBT 治疗师不仅能够获得对问题更准确的概念化，而且能够提高自己对来访者困境的准确共情，而不是对来访者的阻抗感到愤怒和气馁。为了帮助来访者更好地应对在治疗过程中的要求（从而减少阻抗），具备胜任力的 CBT 治疗师可以做如下部分或全部的工作。

1. 在治疗计划中，为来访者提供选择和积极表达的机会。
2. 回顾做出改变的利弊，以及维持现状的利弊。
3. 愿意妥协，比如减少治疗目标，放缓治疗节奏，以及当来访者拒绝某种干预时，接受他们的决定。
4. 尽管如此，仍展示出对改变的决心，例如当来访者感觉可以进一步参与治疗时，准备恢复更积极的 CBT 方法。
5. 避免暗示来访者"不是真的想改变"——这种暗示带有指责的语气，而是讨论来访者对改变的矛盾心理。
6. 增加开放式提问，减少封闭式提问和命令的话语。
7. 鼓励来访者积极参与设计他们的家庭作业，对他们完成家庭作业的努力给予积极的支持，如果来访者没有完成家庭作业，要真诚地理解他们的困难。
8. 即使来访者对治疗的前景表示自责和沮丧，也依然对来访者灌输能够做出积极改变的希望。

CBT 治疗师并不期望阻抗会在治疗中发挥什么重要作用，因为一些来访者并不会对改变过度恐惧，或者也不会表现出对治疗计划的不依从。然而，当阻抗发生时，具备胜任力的 CBT 治疗师能够概念化来访者的负面信念、对改变的恐惧和矛盾心理，并对来访者的反应表达共情，并能够以与来访者更合作的方式去纠正或调整干预措施。

CBT 视角下的移情和反移情

许多来访者在日常生活中存在人际交往困难。其中一些问题可能是由于不幸的环境和经历（例如，来访者目前有一个虐待成性的家长、配偶、雇主），另一些可能是由于来访者适应不良的人际关系信念和行为（例如，过度不信任，表达不恰当、不相称的愤怒），又或者是上述两种情况共同造成的。来访者独特的和（或）有问题的人际关系模式——尤其是那些符合人格障碍诊断标准的人——很可能会在治疗关系中显露出来（见 Gilbert & Leahy，2007；Safran & Muran，2000；Safran & Segal，1990），具备胜任力的 CBT 治疗师将准备以建设性的方式来评估和解决这些问题。

一般来说，CBT 治疗师并不认为"移情"和"反移情"等术语是精神分析理论所独有的。然而，CBT 治疗师对这些术语的使用与精神分析理论有所不同，因为 CBT 并不要求治疗师将关于移情的阐释作为治疗的一部分，也不认为移情和反移情必然与未解决的无意识过程相关。在 CBT 中，治疗师将移情视为来访者过度泛化的人际关系信念（overgeneralized interpersonal beliefs），而将反移情视为治疗师对来访者的认知、情绪和行为的反应，因此，反移情更多反映了治疗师对特定来访者的正常回应，而不是反映了治疗师的个性和人生经历。因此，与把反移情看作窥探治疗师心灵的一扇窗户相比，CBT 理论家更倾向于将反移情视为来访者对他人（包括治疗师在内）问题化的心理影响的反映，而这些信息本身对个案概念化和治疗计划非常有用。

接下来，我们用迪莉娅的案例来说明，在治疗关系的背景下，来访者的人际关系信念以及这些信念对治疗师的影响。迪莉娅是一名 35 岁的单身异性恋白人女性，符合边缘型人格障碍的诊断标准。迪莉娅和她的男性 CBT 治疗师一起工作了 6 个月，在此期间他们关系一直很好。迪莉娅真的很喜欢她的治疗师，在治疗过程中非常投入，也很少出现复杂的难题。直到某次治疗师"休假"后，戴着一枚崭新的结婚戒指回到咨询室。迪莉娅似乎很不安，经常瞥向治疗师的左手。最后，治疗师主动询问了迪莉娅的反应。治疗师最开始的猜测是：迪莉娅因为他未分享自己即将结婚的个人信息而感到不悦，或者她可能感到忌妒或失落。治疗师温柔地问迪莉娅在想什么，她惊讶地大喊道："我以为你是同性恋！"

当他们两人进一步讨论这件事时，迪莉娅解释道："我所认识的所有直男都是彻头彻尾的浑蛋……但你一直很好。"当迪莉娅意识到，她觉得这位"很好"的男性治疗师实际上是异性恋，这在她内心造成了巨大的认知失调，因为迪莉娅的不信任图式与她在与治疗师互动中的实际经历相冲突。不幸的是，迪莉娅没有得出"也许有些直男也是善良的"的结论，而是开始怀疑她与治疗师积极互动的实际体验，并改变了她对治疗师的看法，以匹配她长期以来不信任的图式（这些图式是基于她与其他异性恋男性互动的主观体验而产生的）。结果，治疗关系发生了负面变化，迪莉娅变得更加谨慎，暗示她"可能必须换一个治疗师"。而就迪莉娅的治疗师而言，起初他很沮丧，他在思索（以反问的形式）："一直以来，我们的治疗关系都不错，有那么多证据表明，我在真诚地全力去帮助她，迪莉娅居然现在决定不再信任我了，就因为她那对直男过于概括和负面的看法？"

在这个案例中，这位治疗师的"反移情"反应是对自己明明值得信任但没有得到来访者信任的正常反应。然而，作为一名具备胜任力的**治疗师**，他必须超越仅仅"正常"的反应，做出治疗性的反应，这意味着理解和共情迪莉娅的反应，并且愿意把自己的愤慨先搁置，以便更好地顾及迪莉娅的感受，并修复治疗关系。这意味着，在理解迪莉娅的不信任图式的基础上，表达更多的共情，然后将议程逐渐转变为讨论迪莉娅对男女关系的信念，以及这些信念如何在改变她对治疗师（以及她生活中其他值得信任的异性恋男性）的看法和感受中发挥作用。

当来访者陷入一段麻烦的关系时，特别是这段关系往往还会因为来访者自己功能失调的人际关系信念而变得戏剧化和复杂化时，来访者身边的其他人有时会做出"战斗或逃跑"的反应——要么以某种方式与来访者发生冲突，要么试图减少或避免与他们接触。这些问题重重的人际关系场景会引发来访者关于自己不可爱、遗弃、不信任、依赖和易受伤害的图式。相比之下，具备胜任力的治疗师会尽一切努力不以战斗或逃跑的方式回应，即使来访者表达不满和愤怒。面对来访者的抱怨、指控或冷漠的沉默，CBT 治疗师保持冷静思考，努力积极地理解来访者的反应，表达这种理解，将来访者的问题概念化，并尝试找到有支持性的解决方案。

胜任地处理治疗关系紧张和破裂

治疗师在处理治疗关系紧张或破裂方面的胜任力非常重要，我们再怎么强调也不为过。那种被治疗师拒绝的感觉会让感到绝望的来访者丧失信心，可能会让他们未来不愿再寻求治疗。相比之下，和治疗师一起直接解决问题的经历可能是一种非常积极的学习经历，会给来访者带来解决人际关系问题的希望。施特劳斯等人（Strauss et al.，2006）的一项研究结果支持了上述假设。该研究调查了，回避型人格障碍和强迫型人格障碍患者在接受了为期一年的认知行为治疗后，治疗联盟和诊断结果之间的关系。研究发现，当来访者能够很好地处理和解决治疗关系中的紧张时，对来访者取得的结果最好。另外，如果治疗关系中存在未解决的问题，往往会发生最糟糕的结果（包括过早终止治疗）。这些研究发现表明，来访者和治疗师之间的紧张或冲突时刻代表治疗过程处于关键的十字路口。如果在冲突时期，治疗师也能成功地保持冷静、关心、参与的态度，那么对于来访者来说，治疗师在情绪自我调节、沟通技巧和人际关系成熟度方面就起到了宝贵的榜样作用。

为了完成上述目标，具备胜任力的 CBT 治疗师必须掌握和运用哪些方法？其中之一是在正在进行的治疗关系的背景下，根据来访者的个人历史和相关信息，对此时此地（here-and-now）发生的事情进行概念化。例如，具备胜任力的治疗师不会简单地对来访者的暴怒做出**反应**，而是会**研究**刚刚发生了什么。即使一开始治疗师有些措手不及，不知道如何解释治疗联盟中的张力，但他们也不会陷入无助和绝望，而是告诉自己"这都是数据"。治疗师试图温和地探索治疗关系中正在发生的事情，例如，邀请来访者分享想法，并表达治疗师自己的想法，来说明他们作为治疗师如何为来访者提供帮助。具备胜任力的治疗师向他们的来访者传达的最重要的信息是："我看到你感到困扰，我很关心你，我想理解我们之间刚刚发生了什么，并且希望解决它。"

具备胜任力的治疗师不仅会考虑如何将来访者的反应概念化，还会通过探索自己在困难的治疗关系中的作用，将自己作为治疗因子纳入关系中。哈迪、卡希尔和巴克姆（Hardy, Cahill, & Barkham, 2007）描述了治疗师以下这些可能对治疗关系有害的行为，包括发表批评性、说教式的评论，刻板（即不太与来访者合作），表现出无聊的样子，以及在来访者已经发现某些技术不太有用时仍然反复使用这些技术。此外，当来访者期待治疗师给予建议时，治疗师长时间保持沉默或表现出无助感，而不是决心寻找理解来访者和解决来访者问题的方法时，也会使来访者对他们失去信心。换句话说，即使当治疗师不知道下一步该做什么时，他们也不应该简单地摊开手说："我不知道该怎么帮你。"相反，他们需要承认自己和来访者同样面临着艰巨的挑战，但他们仍会继续坚持不懈地探索能够带来积极改变的方法。

治疗关系中的另一个问题会发生在治疗师错误地应用某项技术时，例如，他们坚持纠正来访者"适应不良"的思维，而不是寻找验证来访者思维的证据，尤其是在治疗关系本身存在真正问题的情况下。在下面的例子中，治疗师滥用 CBT 中的技术（识别自动思维），将来访者的反应看作病理性的，而导致治疗关系中的敌意增加。同样，在这个例子中，治疗师因为缺乏人际关系技能，自己也变得具有防御性。在下述例子之后，本章展现了另一个更合适、更胜任的技术使用，以及更好的关系风格的例子。

技术使用不当，从而损害治疗关系

治疗师： 我想告诉你，我将在大约 3 个月后搬家，所以在那之后，我将无法继续和你会面。

来访者： 我想，我没有准备好在 3 个月内完成治疗计划。我真希望自己能早点知道这个消息，这样我就能换个治疗师了。这让我感到相当困扰。

治疗师： 让我们看看你对此的自动思维。你是不是认为，3 个月内自己就不能有所改善？你是否在匆忙下结论？

来访者： 我是说，本来我和熟悉的治疗师一起工作，然后我现在不得不换一个新的治疗师，这很令人沮丧。我希望，在我们开始这次会谈之前，我就知道你打算离开的计划。

治疗师： 我已经提前 3 个月通知你了，这已经足够了。你一开始就知道 CBT 是一种有时限的治疗方法，而且这种治疗有时不会超过三四月。

来访者： 我想说的是，对我来说，更换治疗师是件挺难的事情。

治疗师： 你是不是在假设你将不得不从"零"开始？

来访者： 我没这么说。你这是读心术，这是一种认知歪曲。

治疗师： 我只是假设，你没有理由生气。

（治疗师和来访者继续进行适得其反和无益的对话。）

合理且有效地使用技术，促进治疗关系

治疗师： 我想告诉你，我将在大约 3 个月后搬家，因此在那之后，我将无法继续和你会面。

来访者： 我想，我没有准备好在 3 个月内完成治疗计划。我真希望自己能

早点知道这个消息，这样我就能换个治疗师了。这让我感到相当困扰。

治疗师：真的很抱歉。当我们第一次开始一起工作时，我不确定我是否会离开。所以，当时我预想我们会有足够的时间来完成治疗。我想，你的意思是说，即使我不确定，也应该更早一点告诉你这件事。我真希望自己早点告诉你，这样对你更公平。

来访者：我认为 3 个月的时间对我来说不够。

治疗师：我能感受到，你对此感到困扰，我真的很抱歉。我想我低估了这件事对你的影响。现在，关于我的离开如何影响你的治疗和健康状况，你有什么想法？

来访者：我在想，我将不得不找其他治疗师重新开始，这会让我感到不舒服，他们也不会像你一样了解我，这对我来说将是一次倒退。

治疗师：我同意你的观点，最理想的情况当然是我们能继续合作，尤其是我们彼此已经熟悉，相处起来很放松。毫无疑问，换一个新的治疗师会需要一段调整期。但是我也听到你说，"这将是一次倒退"。我们能不能解决一些问题来让你做好准备，也为新的治疗师做好准备，这样换新的治疗师就不一定是倒退了呢？也许，这个问题可以有其他的解决方式。也许，你和我可以为接下来的 12 次会谈制订一个尽可能对你有帮助的治疗计划。甚至在我离开之前，我也可以做一些事情来帮助你与新的治疗师相互熟悉，这样你们就可以迅速开始一起工作了。你对此有什么想法？

在上述例子中，具备胜任力的治疗师承认了和她相关的那部分问题的责任，并且没有采取防御性的态度。她处理了来访者关于"倒退"的自动化思维，但她也证实了来访者的担忧，并提出一些解决方案来改善情况。由此，我们可以得出一个非常重要的教训：一般来说，具备胜任力的治疗师不会使用

CBT 技术将治疗关系中问题的全部责任归咎于来访者。相反，具备胜任力的 CBT 治疗师更重视对来访者的认可，积极修复紧张或破裂的治疗联盟，以及主动采取措施去承担其中自己的责任。

治疗师的自我觉察和治疗关系

对于治疗师来说，重要的是要觉察到自己对来访者有负面情绪的时刻。因为如果治疗师忽视这些负面情绪，这些情绪可能会对治疗关系产生不利影响，而解决和处理这些情绪则可以促成更积极的结果（Safran, Muran, & Eubanks-Carter, 2011）。这一发现强调了具备胜任力的 CBT 治疗师必须培养的重要技能，即自我觉察，以及将 CBT 方法应用于自身的决心和意愿，这样才能修复治疗关系中的问题。例如，一位受训中的治疗师能够进行自我评估，意识到她是否即将与来访者陷入权力斗争（例如，由于来访者拒绝做家庭作业），如果给来访者施压，可能严重影响来访者继续治疗的意愿，最终结果适得其反。相反，如果这位具备胜任力的受训治疗师能够快速、安静地完成以下心理推理：

"如果我不在治疗中纳入家庭作业，我担心会得到督导的负面反馈。我很担忧，如果我让来访者为所欲为，逃避作业，我就会被认为很失败。我也很恼火，因为我认为，来访者好像在暗示家庭作业是'有害的'，好像我是一个残忍的人，只是想无缘无故地对来访者发号施令。这就是为什么我开始有点为自己辩护了，而这些都没有治疗意义。我需要退一步，倾听来访者的担忧。在我反思了她对家庭作业的观点之后，也许我可以足够全面地理解问题，这样我就可以给她一个准确共情的回答。我将向我的督导报告这一切。这些困难是治疗的一部分，但不意味着我失败了。我相信我的督导师会理解并承认这一点。放松，探究正在发生的事情，首先试着保持治疗关系。即使我们现在不能就家庭作业达成一致，我们也可以在治疗中完成其他积极的事情。"

　　下面是治疗师和她的来访者米娜之间的一段假想的对话。请记住，治疗师的首要目标是维持治疗关系。此时，是否就家庭作业达成一致是次要的。毕竟，一个愤怒地离开治疗的来访者无论如何也不会再做作业。

> **米　娜：** 家庭作业只会让我难过。我不想写，我做错了什么，我的想法怎么错了。我不想一直提醒自己，我怎么把生活搞砸了。我已经厌倦了因为各种各样的事情受到指责。我也厌倦总是要求自己做出改变。（哭泣。）
>
> **治疗师：**（认为来访者对家庭作业有一些极其负面的解读，但理解她的脆弱感受。）我认为你和我在许多事情上意见一致。我们都认为，如果你总是因为一些事情而受到责备，那么我们确实没有必要去做这些事情，因为这些事情不仅没有帮助，还会伤害你。我想，我之前没有意识到你是这样看待家庭作业的。
>
> **米　娜：**（一边哭一边生气。）我还能怎么看待这些家庭作业呢？你让我写下我所有扭曲的思维。我的痛苦是真实的。我已经觉得自己很失败了，没人在乎我的感受。
>
> **治疗师：** 当你这么说的时候，是的，我能理解我的建议可能会让你觉得我不在乎你的感受。如果我让你产生了这样的想法，我真的很抱歉。我在乎你的感受，我最不想做的就是让你觉得被责怪，让你感觉更糟。我知道你的痛苦是真实的，这毋庸置疑。
>
> **米　娜：** 那么，为什么我必须做这个让我怀疑自我感知的作业呢？
>
> **治疗师：** 事实上，除非我们两人能达成一致意见，认为家庭作业——或者任何干预——对你来说，是利大于弊的，否则我们会暂时推迟，或不做家庭作业。我们都必须看到做家庭作业的潜在好处。

米　娜：我看不到这个作业有什么好处，所以我不打算做了。

治疗师：我明白了。

米　娜：所以现在你可能认为我很难相处。

治疗师：我认为，尽管你感到很脆弱，但你勇敢地表达了自己的立场。

米　娜：（抬头看看……）那么我们现在该做些什么？

治疗师：我们可以讨论下一个议程。我记得你提到过，你担心即将召开的工作会议。还有另外一件事，我想提一下，但前提是在你同意的情况下。虽然我没有暗示你应该做治疗作业，但我还是希望向你阐明家庭作业的基本原理，并强调家庭作业对你的预期好处。这些东西你可以暂时先记着，也许在某个时候我们可以再重新讨论这个问题。

米　娜：那让我们谈谈工作会议这件事吧。

治疗师：好吧，就这样。

　　上面的治疗片段表明了治疗师对维护治疗关系的高度重视。而这并不应被理解为，治疗师暗示可以放弃家庭作业，放弃处理来访者的回避行为和维持这一回避行为的信念。更多来说，这是一个时机的问题。具备胜任力的治疗师不会在这个时候强迫来访者处理自己对家庭作业的负面信念。治疗师会理性地推断，如果她和来访者能够巩固他们的合作意识，如果她能够利用这个机会更好地理解来访者（即，建立在个案概念化的基础上），将来会有其他（也许更有利的）机会来重新审视家庭作业和相关信念的问题。届时，治疗师的干预与来访者的期望和准备度之间会有更好的一致性，从而促进合作，实现共同的治疗目标（Horvath, Del Re, Flückiger, & Symonds, 2011）。

　　此外，治疗师的反应应该聚焦在来访者的福祉上。尽管治疗师可能觉得自己被来访者不公正地指责了，也可能担心如果家庭作业被来访者忽略，她的督导师会批评她，具备自我觉察的治疗师能够优先照顾来访者更紧迫的需求，而把这些问题先搁置。自我觉察意味着以下几点：治疗师能够注意到自己潜在的不良反应，他们能够理性地对待自己以调节自己的情绪，他们对自己的CBT技能保有信心，他们能做出一系列既尊重自己又尊重来访者的评论。

具备胜任力的CBT治疗师能以既清晰又礼貌的方式进行沟通。他们能够以一种深思熟虑、殷切希望、彬彬有礼的方式向来访者提供建设性的反馈。当治疗联盟破裂时，具备高水平胜任力的CBT治疗师不会表现出争论、绝望和消极的态度。相反，他们会尽最大努力去了解是什么导致了关系的破裂，表达解决问题的愿望，并以乐观的态度，朝着重新建立的合作目标向前迈进。以下是治疗师用积极的口吻给出的一些简短评论。

- "我认为在很多事情上，我们可以达成一致。让我们也关注这些问题。"
- "我想解决这个问题。让我们聊聊，说不定我们可以更好地理解彼此。"
- "我可能需要更仔细地倾听你在说什么。我打算这么做。"
- "直到今天，我们在一起已经取得了一些进展，这让我相信我们能够解决我们目前可能存在的一些误会。"
- "尽管我们现在意见不一致，但我想告诉你，我非常想帮助你。这一点没有任何变化。"

当具备胜任力的认知行为治疗师注意到与来访者的关系出现问题时，他们会评估自己的想法、感受和行为，试图理解哪里出了问题，并对自身做出调整，以期望做出影响治疗关系中存在的问题化互动（或总体趋势）的积极改变。大多数情况下，这些都是在治疗师内心中默默地完成的，因为治疗师会自我评估，并根据与来访者此刻发生的事情进行调整，而无须告诉来访者。此外，治疗师可能会自我反思，在下一次会谈中自己在态度和行为上可以做出哪些变化，从而改善治疗关系的发展进程。然而，在某些时候，具备胜任力的治疗师可能希望在治疗过程中"以身作则"来公开谈论（以委婉、合理的方式）"正在发生的事情"，希望能公开讨论治疗关系中的问题以及如何解决它们（Layden et al.，1993）。

在下面的独白中，一名治疗师在会谈中通过公开示范她自己如何使用 CBT 方法，来直接应对与来访者的紧张关系。她对来访者说道：

"我不得不承认，我有一些自动化思维：我没有顾及你的疑虑，过于坚持使用暴露疗法干预，已经'毁了我们俩的努力合作'。我开始感到非常内疚，对事情能否回到正轨有点绝望——但后来我做了理性回应，对自己说，有很多证据表明，我们已经真诚、努力地寻求共同点，并帮助你参与那些对你来说积极和安全的技术练习，我相信我们可以再次做到这一点。因此，现在我对我们能否解决目前的分歧满怀希望，我们可以建设性地向前迈进。这就是我对自己做的认知行为治疗！你对此有什么看法？我做得对吗？"（带着温暖的微笑。）

上述治疗师向她的来访者描述了她的自动想法。她正在进行策略性的自我表露，这是一种治疗性的自我表露，因为它与来访者和他们之间的工作关系直接相关，这段话在内容上委婉、幽默、谦逊，充满希望。

亨利的案例

以下案例呈现了一个在 CBT 中存在有问题的治疗关系的例子。在这个案例中，治疗师认为来访者抗拒了解 CBT 方法，尽管来访者似乎正在取得进展。在这个案例中，治疗师感觉来访者对他很生气，尽管他不太清楚为什么。治疗师必须表现出极高的人际关系胜任力来维持治疗关系，解决这些问题，并继续为来访者提供治疗。

亨利是一名 25 岁的白人男性、单身、异性恋，是一名医学生，他因抑郁症状而寻求治疗，他说抑郁症状影响了他的学业和临床表现。尽管亨利选择CBT 作为他的治疗方法，但他经常（详细地）讨论他对抑郁症生物化学病因的看法，而他的 CBT 治疗师认为也许谈论其他议程才能更好地利用会谈时间（例如，如何应对和改变他那泛滥的关于自我批评的想法）。尽管身为医学生，但亨利自称是家里的"害群之马"，有时会痛苦地回忆起他哥哥是如何"受人尊敬"的，以及他们的父亲是如何对亨利吹毛求疵的。每当亨利和治疗师交谈时，似乎经常处在恼怒的"边缘"。治疗师自我反思，每当他和亨利会谈时，治疗师觉得自己"像治疗师群体里的害群之马！"。对治疗师来说，这个黑色笑话是一个重要的标志，表明治疗师在与亨利的互动中发生了一些重要的事情，而不久之后这个笑话还将在治疗师的个案概念化中发挥作用。

在治疗师探询了亨利对自我价值的信念时——这些信念既可能是亨利自己的评价，也可能是对亨利家庭互动的反映——亨利描述了一段特别令人难堪和痛心的记忆。那时，他极其努力地解决自己在数学科目上遭遇的难题，同时忍受着哥哥"辅导"自己时的挖苦。最后，亨利独自夜以继日地学习，最终在期末考试中获得了 A 的成绩，结果，却听到他的父亲称赞他的哥哥，说能帮助亨利在数学上取得如此成绩，真是个"奇迹"。对亨利来说，这是他成长过程中的一个关键时刻。这次经历告诉他，无论他做什么，他都不会因为自己的成就得到父亲或哥哥的认可。相反，他哥哥会受到表扬，即使他哥哥压根儿并不值得表扬。

在治疗过程中，根据亨利在贝克量表上的分数、行为活跃度的提高以及在主诉中对医院工作自然流露的自信，治疗师注意到，亨利在治疗中取得了进展。治疗师真诚地钦佩亨利取得的成就，并告诉了他。遗憾的是，亨利坚持认为他没有康复："治疗不起任何作用。"起初，治疗师试图用亨利那习惯性、长期的悲观思维方式来理解这一点。然而，当亨利提到他哥哥即将到来的 30 岁生日聚会时，治疗师突然想到了这样一个假设：治疗师也是 30 岁，他想知道他是否以某种方式让亨利想起了那位令人恐惧的哥哥，那位虚伪地将亨利在数学上的成功都抢走的哥哥。治疗师再联想并进一步假设：亨利可能也会担心治疗师抢走了亨利在治疗上的"功劳"。因此，亨利坚持断言他没有任何好转，尽管事实上有如此多的指标表明不是这样的！这也可以解释为什么亨利似乎对治疗师总是表现出某种敌意。

CBT 治疗师不一定每次都会做出类似的假设，但在这个案例中，这种假设似乎值得考虑。此外，作为 CBT 实践者，该案例中的治疗师认为没有必要跟亨利就此进行公开的移情阐释。相反，治疗师决定尝试使用更新之后的个案概念化来指导他在治疗中的行为，以便为亨利提供尽可能多的数据，以削弱亨利那"过度泛化的人际关系信念"。治疗师决定，即使亨利还是像往常一样唐突和冒犯失礼，治疗师也不用小心翼翼和谨慎地回应。相反，治疗师会公开地表达他对亨利的积极看法，而这与来访者从他哥哥或父亲那里得到的反馈截然相反，这可能也与来访者主观期望从治疗师那里得到的反馈形成对比。这种方法反映了具备胜任力的认知行为治疗师在改变治疗关系中对来访者的问题模式的知识、技能和态度。因此，来访者的负性期望没有得到满足，并且开始形成新的、更健康的人际关系信念（Safran & Muran，2000；Safran & Segal，1990）。

在接下来的会谈中，亨利说他的抑郁症没有缓解，再一次强烈地表达了想放弃治疗，而开始尝试抗抑郁药物的想法。然后亨利漫不经心地回顾了他作为一名医科学生在这一周取得的成功。接下来是对这位治疗师在会谈中所说的话的转述。

"亨利，我只想告诉你，我很抱歉，你的抑郁症状没有得到缓解。我非常支持你去做任何能帮助自己的事情。如果你想继续 CBT 治疗，我将全力找到一种对你有效的治疗方法。如果你想考虑药物治疗，我也完全支持这个选择。我尊重你的判断。我还想让你知道，尽管你有情绪困扰问题，但你在医院的工作中表现如此高效，这一点令我钦佩。我认为，这充分说明了你已有的情绪应对技巧。我知道，你一定会在医生这个职业生涯中取得成功，因为你拥有知识、天赋和毅力这些美好的品质，不论你自己感受如何。但是如果你在情绪方面，也让自己享受更好的生活质量，我会为你感到非常高兴。这就是我对你的祝愿。如果我能参与其中，我会非常高兴。如果你想寻求其他取向的治疗，我会尊重你的决定。如果你认为认知行为疗法有益处，我的咨询室的大门永远向你敞开。"

上述评论旨在实现以下几个目的，包括：（1）改变会谈的氛围，从谨慎和紧张变得更温暖和更开放；（2）为亨利提供直接证据，削弱亨利关于治疗师会在治疗中"抢走功劳"的观点；（3）公开表现出积极的尊重和关怀，不管亨利对认知行为疗法或治疗师有何感受；（4）通过上述方式，希望修复治疗关系中持续存在的紧张，从而削弱亨利对接受认知行为治疗的阻抗，并为亨利误认为治疗师又是一个年长敌对的男性这一图式提供了矫正性体验！治疗师注意到，亨利确实有所触动，他继续接受了 2 个多月的 CBT 治疗，他的情况继续改善。不过治疗师从未明确向亨利阐明产生上述干预的假设。

本章重点

- 从 CBT 的角度来看，阻抗并不一定总是治疗中的显著因素。然而，当来访者害怕改变或对改变有矛盾心理，或者对治疗本身存在错误的信念（例如，对被治疗师"控制"的担忧），以及在治疗中没有充分利用教授给他们的自助方法，或者不同意治疗师对问题的概念化和（或）干预（事实上，这些概念化和干预，确实可能是错误的），阻抗就成为在认知行为疗法中需要理解来访者和调整治疗干预的一个重要变量。
- 具备胜任力的 CBT 治疗师不会对阻抗的来访者说"你真的不想

改变"，相反，他们同情来访者的担忧，将问题概念化，并且会考虑自己在来访者阻抗中的作用。

- 从 CBT 的角度来看，移情是指来访者长期存在的人际问题和相关信念，他们倾向于用过度概括的方式看待他人，以及以自己独特的方式，僵化地与他人（包括治疗师）互动。

- 在 CBT 中，反移情不一定与治疗师的人际关系议题有关，但更多反映了治疗师对特定来访者的人际功能障碍所产生的情感、认知和行为反应——这些反应可能是正常的，同时也能提供关于来访者相关人际问题的信息。

- 当治疗关系出现张力或破裂时，具备胜任力的 CBT 治疗师会意识到这一点，并努力修复联盟中的这种裂痕，以便为来访者提供成功解决人际关系问题的积极经验。

- 治疗师对 CBT 中治疗方法的自我觉察和自我应用，可以帮助他们在面对治疗关系中的问题时，表达更多的共情和理解，从而增加与来访者进行对治疗联盟的建设性和指导性修复的可能性。

- 具备高水平胜任力的 CBT 治疗师知道如何（向来访者）公开地表露治疗师在自己身上应用 CBT 方法的情况，以解决治疗关系中的问题。

第 5 章

实施整合的认知行为治疗评估

"就观察而言，机会只留给有准备的人。"

路易斯·巴斯德（Louis Pasteur）

在 CBT 发展的早期阶段，治疗评估的重点更多放在行为因素而非认知因素上，对来访者当前问题的初始评估主要集中在来访者独特的习得史和当前的生活状况上，包括导致来访者形成适应不良行为模式的病因，以及维持这些问题模式的环境事件（Bellack & Hersen，1977；Haynes，1978）。治疗评估的目标是对来访者的行为问题进行功能分析，典型的评估是识别当前情境中的诱发因素（antecedents；如环境刺激）；来访者的相关行为（behaviors；还可能包括其生理反应、情绪和想法）以及由此产生的诸多后果（consequences），即所谓的"A-B-Cs"评估。

让我们考虑一个假设案例，一个名叫乔伊的年轻人（我们将在接下来的章节中对他进行评估和治疗）。乔伊因为"压力和高度焦虑"寻求治疗，通过功能分析，我们可能会发现，目前的诱发因素包括乔伊被告知他的公司将进行重组，这对他的工作可能产生重大影响。乔伊的行为（涉及多个方面）包括对工作变动或失业的恐惧，强烈的生理唤醒和相关焦虑，以及酗酒行为。由于酒精的抑制作用，可能乔伊的生理唤醒和焦虑会暂时减少，但这会产生负性强化，因此导致酒精摄入量的增加。然而，上述活动会导致他情绪低落，社会功能受损，以及实际工作状态恶化。这可能是一个恶性循环，乔伊通过适应不良的应对行为使他的客观情况恶化，引发更多的焦虑、更严重的酗酒行为，以及不断恶化的状况。

功能分析也将考虑乔伊的习得史，以形成关于他的问题是如何发展的假设。CBT 治疗师会询问乔伊的家庭、社会和教育背景，会了解到，这位来访者成长在一个不稳定的家庭里，父母都有物质成瘾的问题，乔伊本人也时而遭受身体虐待，时而被父母忽视。在导师的帮助下，乔伊在学业上取得了成功，后来找到了不错的工作，但他总是有一种不祥的感觉，觉得灾难随时可能发生，并容易反刍最糟糕的情况。当他的焦虑因生活的转变或不确定性而加剧时（例如，毕业、工作岗位的变化），乔伊会依赖他在成长过程中通过目睹和模仿而习得的主要"应对"行为——饮酒。这种行为会暂时减轻他的焦虑，但会阻碍他发挥最佳功能，从而导致他感到越来越悲观，有越来越多的不祥预感。因此，乔伊早年形成的适应不良行为会一直持续至今，并被与他不稳定的成长环境类似的情况所触发和加剧。

随着 CBT 的发展和转变，CBT 更加强调来访者的主观感受，功能分析也更加重视来访者"行为"的其他方面，包括来访者的自动思维和内隐信念。因此，对乔伊的初始评估将集中在他对当前生活状况的认知反应，以及他对自己、自己的生活和未来的信念——"认知三联体"（Beck et al.，1979）上。进行评估的治疗师会发现乔伊对自己的焦虑有自责的想法，他认为自己的生活"屋漏偏逢连夜雨"，自己却"没有行动"，他担心自己的未来会崩溃和陷入财务困窘，所有这些都加剧了他的焦虑和烦躁。

除了认知行为疗法本身从更偏重行为的方法演变为更平衡的认知行为方法之外，还发生了一种转变，而这种转变是由于整个心理治疗领域越来越依赖正式诊断。这种趋势是由《精神障碍诊断与统计手册》（第三版）的发布所推动的（American Psychiatric Association，1980）。尽管 CBT 领域的治疗师更倾向于采用个体化的评估方法（如功能分析）而不是更具法律意义的正式诊断，但外部环境因素（例如，保险公司要求治疗师做出正式的基于 DSM 的诊断以便报销来访者的治疗费用）给 CBT 治疗师施加了不少压力，迫使他们开始以不同的方式应用治疗，以解决 *DSM* 诊断下不同类别的精神障碍。除了这一实际因素，还有两个理论因素也促使 CBT 治疗师更加关注正式诊断。其一是 CBT 的伦理要求中明确规定了治疗师的临床程序，以便进行经验验证和重复。因此，针对基于 *DSM* 诊断的不同类别的精神障碍，基于 CBT 方法的指南开始陆续出现。第二个因素是对实证研究结果的回顾性认同，即根据诊断对来访者进行分类所能做出的临床过程、治疗和结果通常比个体临床专家的判断更准确（见 Meehl，1954），尽管作者指出这两种判断方法（精确预测和个人判断）都有其优点和有效用途。最终，CBT 并没有放弃进行对来访者的功能分析。相反，它将个体化的评估方法与正式诊断访谈等一般性评估程序结合起来，以考察来访者的习得史，包括其心理问题的病因和维持因素。

　　本章会介绍这种整合式初始评估的基本程序，其中包括个体化的认知行为评估和正式诊断。我们还将回顾乔伊初始评估的其他重要方面，比如他的精神状态检查和风险评估。此外，我们会看到 CBT 治疗师在这个初始会谈中是如何收集数据，为形成更全面的 CBT 个案概念化奠定基础的。而个案概念化这部分将在第 6 章进行更详细的介绍。

初始摄入访谈：特殊和普遍的内容

　　以下是开场白的示例，即具备胜任力的治疗师在初始访谈开始时对来访者所说的话，以帮助来访者更轻松地进入访谈过程：

　　"我想告诉你，我们将如何安排这次会谈，这样你就会知道接下来会发生什么。这个会谈被称为评估性会谈，因为它更多的是试图了解是什么原因让你寻求治疗，而不是匆忙开始提供治疗干预。在我做出如何帮助你的最佳行动方案的假设之前，我希望能够充分了解你，以及你的生活中发生了什么。你觉得，我刚刚说得清楚明白吗？"

如果来访者同意，治疗师可以继续进行以下工作：

"我们今天的会谈将分为三个主要部分。第一部分包括一些问卷，我希望你能完成。你之前在候诊室的时候，已经填写了一些量表（治疗师瞥了一眼），这些量表告诉我你正在经历一些抑郁和焦虑症状。感谢你花时间填写这些量表。第二部分，我们现在就立即开始，这部分是讨论你对第一次会谈的期望。我会问你一些问题，比如，'今天，你因为什么问题而来到这里，这些问题持续了多久，你希望在生活中改变和改善哪些方面？'我的目标是尽可能多地了解你和你的生活，尽管我知道我们不可能在一次会谈中了解所有情况。第三部分是一个正式的结构化访谈，我会就你可能经历过的各种症状向你提问，涵盖不同的诊断领域。例如，我会就情绪障碍和自杀风险、焦虑问题、酒精和其他物质滥用、进食问题、健康问题、人格问题等，向你提问。这些问题可能会超出你的预期范围，也可能涉及一些超出与你相关的问题内容，因为我们希望确保我们不会遗漏任何事情，所以我很感谢你对这个过程的耐心配合。也许你可能已经注意到，通过讨论自杀念头和物质使用等问题，我们已经进行了所谓的'风险评估'，因为治疗的最高优先级是确保你免受潜在的伤害。通过上述这些问题，我们希望能清楚地了解你的担忧和目标。"

在进行初始评估方面，具备胜任力且经验丰富的治疗师通常有一个习惯化的程序，因此可以通过从容地提出各种问题来展示一种轻松和放松的状态。他们通常很清楚评估将持续多长时间，以及如果来访者需要进一步询问相关问题时，他们有多少时间上的灵活性来更深入地探讨这些问题。刚开始学习摄入性访谈的治疗师需要通过布置好他们的办公室，为来访者的到来做好准备（例如，整洁、无人占用、没有关于其他来访者的明显痕迹），并确保所有必要的评估量表都在手边（关于为新手治疗师提供更多专业行为参考的更多信息，参见 Ledley et al.，2010）。

在与来访者进行初始评估访谈时，胜任力的一个体现是知道如何保持提问的流畅性，而不显得匆忙或在来访者讲述的中途打断他们。治疗师需要利用自己的判断力来决定何时需要更深入地追问某些问题，例如，来访者是否有严重的自杀倾向。能对类似情况保持警觉，意味着具备胜任力的治疗师需要仔细倾听来访者的言辞，而不是提前考虑问题清单上的下一个问题。即使是新手治疗师，通过经常与来访者进行初始评估，也可以成为善于把控节奏的能手。

具体的开放式提问

根据上述初始摄入性评估的方向，CBT 治疗师可以继续提出一系列标准的开放式问题，以获得构建功能分析所需的数据。正如以下对话示例所述，治疗师会明确要求来访者描述与诱发情境相关的想法、情绪、躯体症状以及行为。

治疗师：是什么样的担忧让你来寻求治疗？

乔　伊：我的生活压力很大。我非常焦虑，以至于我感觉要惊恐发作了。我也不像以前那样能够让自己振作起来。我就像一个懒散的人，什么也不做，一个人独处，不和别人交谈。（深深叹气。）

治疗师：真为你感到难过，乔伊，你说的压力大是怎么回事？（寻找激活乔伊目前问题的前因或"诱发因素"。）

乔　伊：主要是我的工作。就像我在表格上写的那样，我是一家大型制药公司的中层经理，公司即将进行一次重大重组。我几乎可以肯定这会影响我的工作。我觉得我的工作没有保障，这一直在困扰着我。

治疗师：（总结乔伊的主要认知反应之一，并寻找更多信息。）所以面对这种压力，你脑海中闪过的一个想法是"我的工作没有保障"，对吗？（乔伊点头同意。）还有哪些困扰你的想法？

乔　伊：我会想象各种最糟糕的场景。其实不管事情进行得怎么样，我总是会这样做。但是当有事情真的发生时，我就失控了。我开始想我会失去工作，我会变得一贫如洗。我知道有些人总是失业，他们能重新振作起来并继续生活，但我有严重的焦虑问题，如果我不能让自己振作起来，就此崩溃了怎么办？如果我再也不能养活自己了，怎么办？

治疗师：（试图评估乔伊对先前情况及其自身认知所产生的情绪和生理反应。）当你开始问自己这些"如果……怎么办？"的负面问题时，你的情绪是怎样的？

乔　伊：焦虑到我只想消失。我不能享受任何事。我太心烦了。

治疗师：还有其他的吗？

乔　伊：我感到非常沮丧。我已经不再是我自己了。我的意思是，尽管我通常很焦虑，但至少我可以面对他人，至少我可以完成一些事情。但是现在我连这些都做不到了。我对任何事情都失去了兴趣。我被一切压得喘不过气来。

治疗师：你的身体有什么反应？你的躯体症状是什么？

乔　伊：主要是我的胃不舒服。我总是不停地去卫生间。这真的很尴尬、很难受。当我感到有压力时，这个问题就会出现。

治疗师：还有其他症状吗？

乔　伊：还有一些令人尴尬的事情，比如出汗太多。我还有心悸的症状，就像我要惊恐发作了。总的来说，我太紧张了。

治疗师：（根据乔伊的评论，做一些初步的诊断评估。）这些"惊恐发作"是不是很突然，很快就变得非常强烈，好像是"突然"出现的？

乔　伊：不，这种感觉几乎大部分时间都在。我坐立不安。这些症状并不是突然出现的。我知道这是怎么回事。

治疗师：所以你知道发生了什么。那么具体是怎么回事呢？

乔　伊：我在自己的脑海里折磨自己，总是想到所有这些最糟糕的情况。
我不知道怎么停下来。有时候我觉得这一切都是徒劳的。

治疗师：（希望更多地评估乔伊的行为。）所有这些压力对你实际做的事情
有什么影响？

乔　伊：我总是独来独往。我不想让人们看到我崩溃。

治疗师：在你的日常生活中，这是怎么表现的？

乔　伊：我上班时回避开会。我待在我的工位上。我不怎么社交。我和我
最好的朋友杰克·丹尼尔① 在一起。（笑得很大声。）事实上，杰
克·丹尼尔不是我最好的朋友，它是我的药。（笑得更大声。）

治疗师：你是说你焦虑的时候会喝酒？

乔　伊：不完全是，我只是在开玩笑。我喝酒，但没失控。

治疗师：（在心里默默记下，以备后期在"酒精及毒品使用"模块中进行
结构化诊断访谈时再提及。）你对工作压力的这些反应会造成什
么后果？

乔　伊：什么意思？

治疗师：由于你避开人群，不去开会，喝酒以及对最糟糕场景的反刍，你
觉得会有什么后果？

乔　伊：我猜我只会变得越来越糟，什么问题都解决不了。这就是为什么
我如此担心自己会崩溃。

　　随着访谈的进行，治疗师还会询问乔伊的个人史，这对于理解乔伊的习
得经验至关重要，这些经验塑造了他的自我形象、信念系统、情绪反应、应对

---

① 英文为 Jack Daniels，威士忌品牌。——译者注

技能储备、个人优势的发展以及他所拥有的资源（家庭、社会、教育、经济）。有些问题可能会触及乔伊不想透露的领域，但这些问题可能对治疗非常重要，其中包括过去的性虐待和（或）其他创伤、乔伊家族成员的精神健康问题和自杀史、法律纠纷（包括过去和现在的）以及其他重要且高度敏感的问题。

　　虽然这些信息可以在面对面的访谈中获得，但对治疗师来说，让新来访者完成一份书面问卷可能是有好处的。来访者可以在首次预约之前完成这份问卷，这样可以给他们足够的时间反思和描述各种生活事件和记忆。进行初始评估的治疗师可以利用来访者对这些问卷的回答，指导自己在面对面会谈中对来访者的提问，并在撰写报告时补充额外的细节。此外，在征求潜在来访者的签字同意后，从之前的治疗师那里获得治疗记录也非常有帮助，这可以保证治疗的连续性，并对来访者的心理问题及治疗情况有更深入和更长期的了解。

　　来访者回答治疗师的开放式评估问题，不仅会在内容上披露更多信息，而且会在这个过程中展现出他们的回答方式。有的来访者长篇大论，有的来访者寡言少语，一些来访者能够以清晰、全面的方式报告他们个人问题的历史，而其他人可能声称已经忘记了生活中重要的心理事件，或在叙述时前后发生的事情可能不一致。一些来访者讨论他们的问题时情绪强烈（例如，哭泣、躯体上的焦躁不安、愤怒的表情），而另一些来访者看起来很淡漠，也有一些来访者表现出与他们的言语不一致的情绪（例如，一个来访者在讨论她和她的姐妹们过去遭受的殴打时，频繁大笑）。有些来访者会具体说明他们对治疗的期望（例如，"我希望能够控制我的焦虑，这样我就可以回到学校"），其他人的表达会更含糊（例如，"我只是想感觉好一点"），还有一些人会声称什么也不想要（例如，被强制要求接受治疗的来访者）。

　　来访者在回答问题时的所有这些反应方式的差异都是治疗师对来访者初始评估的重要组成部分，其中一些体现在精神状态检查（Mental Status Examination，MSE）中。精神状态检查通过描述来访者在访谈期间的功能水平，提供了一种评估患者精神状态的方式（见 McIntyre，Norton，& McIntyre，

2009），并提醒临床医师注意那些比来访者自己报告的更严重的问题，如精神病（psychosis）和（或）脑器质性精神障碍等。通常，临床医师会使用核对表来探查来访者多个方面（如果有）的不同程度的功能障碍，例如：

- 外貌（例如，来访者是否梳理不整；是否着装得体？）
- 对治疗师的态度（例如，来访者是否戒备；不合作；敌对？）
- 自主运动（例如，来访者是否高度焦躁；或者表现出明显的迟钝？）
- 情感和情绪（例如，来访者是否情绪不稳定；情绪平稳；言语和行为不协调？）
- 言语（例如，来访者的言语是否含糊不清；难以理解；有延迟？）
- 思维内容（例如，来访者是否表现出妄想的迹象？）
- 定向力（例如，来访者是否警觉；能定位人、地点和时间？这些方面的功能损害有多大？）
- 记忆力（例如，来访者在短期或长期记忆方面是否存在缺陷？）
- 注意力和专注力（例如，来访者是否极易分散注意力；是否很难在访谈的问题上集中注意力？）
- 判断力和自知力（例如，来访者是否缺乏对其疾病的认识；是否没有意识到其行为对他人的影响？）
- 可靠性（例如，来访者是否能提供过去的历史信息；提供的信息是否不一致？）

在本章稍后的部分，我们将以来访者乔伊的摄入性访谈为背景，呈现一份精神状态检查表（见后文的表 5.1）。正如我们所看到的，乔伊在初始访谈时，精神状态基本上没有表现出任何明显的功能障碍。他警觉性良好、善于沟通、合作、没有表现出自杀或杀人的想法。然而，乔伊的情绪是焦躁不安的；有时他的声音会变得很大（当他"开玩笑"地谈论一些敏感问题时，比如他不安全的成长经历和目前的饮酒问题）；他可能一直在忽视某些问题，这也许反映了他在自我反思能力上的局限和窘迫。

结构化诊断访谈：常规方法

初始评估通常需要至少一部分时间用于进行正式面谈，比如使用《精神障碍诊断与统计手册》（第四版修订版）的结构化临床访谈（Structured Clinical Interview，SCID；First，Spitzer，Gibbon，& Williams，2002）。虽然获得基于 *DSM* 的初步诊断是了解来访者生活中心理困扰领域（这些领域可能被划分为疾病分类）的重要第一步，但这只是为了达到个体化评估的手段，而不是最终目标。例如，重度抑郁这一术语是一个重要的诊断类别，有助于心理健康专业人员进行研究和开发相应有效的治疗方法，但它实际上是一个高度异质性的概念，一个临床抑郁症患者与另一个临床抑郁症患者之间可能存在巨大差异（见 Whisman，2008）。例如，虽然乔伊符合《精神障碍诊断与统计手册》（第四版修订版）的重度抑郁症标准，但他同时还存在广泛性焦虑障碍的共病诊断（而这应该是一个更主要的临床关注点），以及酗酒的亚临床问题（这可能会加剧他的焦虑）。这些额外的问题，将乔伊与其他不存在这些问题或有其他共病问题的抑郁症患者区分开来。此外，仅凭《精神障碍诊断与统计手册》（第四版修订版）的诊断并不能告诉我们乔伊生活中的背景因素，而这些因素可能可以更好地解释他的焦虑、抑郁和酗酒问题的病因学和维持机制。因此，正式的诊断性访谈应该被看作发展个案概念化的起点（见第 6 章），但是我们需要更多关于乔伊的个性化信息，以更清楚地了解他的临床问题和需求（见后文的表 5.1）。

除了结构化临床访谈之外，还可以使用其他问卷调查来获得更多关于来访者的信息。治疗师可以根据来访者的问题而使用许多经过心理测量学验证过的测量工具。具备胜任力的 CBT 治疗师通常会留意关于此类工具的最新文献，并在必要时尝试获取这些文献，以便在特定案例中使用此类工具（Antony，

Orsillo，& Roemer，2001；Nezu，Ronan，Meadows，& McClure，2000）。CBT 治疗师之间的专业网络是了解该领域现有的各种相关评估工具的绝佳途径，你可以在贝克认知研究所和美国认知治疗学会的网站上找到，治疗师通常会询问他们的同行是否有人可以为给定的临床问题推荐一种基于经验的测量方法。这种同行磋商是成为有胜任力的治疗师的一部分。以下是一些来访者自评问卷，包括《贝克焦虑量表》（Beck Anxiety Inventory，BAI；Beck，Epstein，Brown，& Steer，1988），《贝克抑郁量表 – Ⅱ》（Beck et al.，1996），《贝克绝望量表》（Beck et al.，1974），《效果量表 –45》（Outcome Questionnaire-45，OQ-45；Lambert，Morton，Hatfield，Harmon，Hamilton，& Reid，2004），《患者健康问卷》（Patient Health Questionnaire，PHQ-9；Kroenke，Spitzer，& Williams，2001），《人格信念问卷》（Beck et al.，2001），《状态 – 特质愤怒表达量表 –2》（State-Trait Anger Expression Inventory-2，STAXI-2；Spielberger，1999），《状态 – 特质焦虑量表》（State-Trait Anxiety Inventory，STAI；Spielberger，1983），《耶鲁 – 布朗强迫症量表》（Yale - Brown Obsessive-Compulsive Scale，Y-BOCS；Goodman et al.，1989）和《扬氏躁狂评定量表》（Young Mania Rating Scale，YMRS；R. C. Young，Biggs，Ziegler，& Meyer，1978）等。在后文的表5.1 中，乔伊的《贝克抑郁量表 – Ⅱ》评分中等偏高，《贝克焦虑量表》评分严重偏高，这表明他的焦虑水平非常高。

利用自评报告量表作为信息收集的一部分有几个目的。首先，它们为治疗师提供了数据，可能有助于指导正式评估，比如，某个来访者在《贝克抑郁量表 –Ⅱ》上的回答提醒治疗师注意该来访者正在经历严重的抑郁症状以及自杀念头。当出现这种情况时，治疗师可以更多地花时间关注风险评估，详细了解来访者在更全面的诊断范围内的情绪症状情况（例如，是否存在共病的人格障碍？），并探究他的病史，了解来访者是否有严重症状的早期迹象及其治疗情况。其次，自评报告问卷可以为来访者提供一种主观上更"安全"的方式来披露问题，与面对面向治疗师袒露作为他们的唯一选择相比，他们会更愿意自我表露。

最后，通过为治疗师提供一个超越访谈的数据来源，自评报告量表还允许治疗师进行可靠性检查。例如，一个来访者看起来是愉悦的、亲和的、活泼的，并且经常咯咯地笑着回答问题，但自评报告量表显示她有严重的焦虑和抑郁症状。如果是这样，来访者在纸面上报告的内容和她在行为和人际关系表现之间的不一致对于个案概念化来说是极其重要的（见第 6 章）。

风险评估

尽管来访者自杀或伤害他人的风险通常是精神状态检查的一部分，但如果有迹象表明来访者对自己或他人构成危险，那么针对这些话题将需要进行额外的、更具体的询问。基于访谈的问卷，如《贝克自杀意念量表》（Beck Scale for Suicide Ideation，BSSI；Beck，Brown，& Steer，1997）可以全面评估来访者的自杀风险。无论治疗师是否使用正式的评估工具，处理关于自杀和伤害他人的问题时都必须保持极大的敏感性。当有理由相信来访者或其他人处于危险中时，具备胜任力的治疗师会鼓励来访者提供尽可能多的细节。治疗师可以通过以下方式介绍摄入性评估，从而在尽可能不引发病耻感的情况下，获得来访者的合作。

"会谈接下来的部分被称为'风险评估'，是我们对每一个新来访者都会进行的常规评估，因为当务之急是要了解任何对你或你周围的人可能造成伤害的事情。其中一些问题可能适用于你的情况，而有些则不适用，但我都会向你询问一遍，以确保安全。以下问题主要包括：自伤的风险、伤害他人的风险、在家庭生活或个人生活中被人伤害的风险，以及因使用酒精、管控物质或街头毒品等化学物质而对你构成的风险。这些都是很严肃的问题，希望你尽可能准确地回答这些问题，我深表感激。谢谢。在我们开始之前，你有任何问题吗？"

需要注意的是，作为结构化临床访谈的一部分，来访者对酒精或其他药物的使用、滥用或依赖问题已经被详细地涵盖其中了。然而，关于伤害他人和家庭暴力的主题需要由进行评估的人主动询问（在正式使用结构化临床访谈之外），这些主题才能得到必要的额外关注。例如，进行摄入性访谈时治疗师可能会问：

"你在家里或个人关系中是否遭受过暴力？如果有，你能更详细地讲一下吗？这对你的情绪有什么影响？你做了什么来应对这种情况？是否有警察或其他有关部门介入过？"

治疗师可能会继续问：

"你是否承受了如此大的压力，以至于有想要伤害某人，甚至杀死这个人的念头？"

如果来访者表示有杀人意图，治疗师将需要问一些非常具体的问题，类似于评估来访者是否有自杀倾向时的那些问题（见下文），以便评估情况的严重性，确定是否应该履行伦理上的"警告义务"（见 American Psychological Association，2002），并为来访者安排适当级别的监护（以及保护可能的受害者）。

当有理由相信来访者有自杀史，或存在自杀意念和（或）意图时，初始评估通常会询问以下问题。

- 你有多频繁地出现自杀的念头？
- 你是否计划伤害自己？
- 你是否已经确定了具体的自杀方法，并且这个方法对你来说是可行的？
- 当你企图自杀时，你觉得自己有多少控制力？

- 你是否向他人透露了你的自杀念头？如果你没有告诉他人，是因为你不希望被阻止吗？
- 你是否已经为死亡做好了准备，比如立遗嘱、转让财产，或者处理好你的其他事务？
- 你认为你将来会再次尝试自杀吗？

上述问题是所有理论取向的治疗师在进行评估时都可能会提出的通用问题。除此之外，CBT取向的治疗师可能会提出其他问题，以便更好地了解来访者对生和死的想法。例如，《贝克自杀意念量表》的一个问题是："你要活下去的理由胜过死去的理由，还是死去的理由胜过活下去的理由，或者二者相当？"之后，治疗师可能会进一步了解来访者对自己活下去或死去的"理由"的主观看法。同样，治疗师可以询问来访者可能持有的导致自杀倾向的功能失调的信念（见Ellis & Newman，1996；Newman，2005），包括：

- "我的问题太严重了，唯一解决或者摆脱它的办法就是自杀"
- "我是别人的负担，只有自杀才能减轻这个负担"
- "逃离情感痛苦的唯一方法就是结束生命"
- "我恨我自己，我活该去死"

关于来访者伤害他人的想法也可以更具体地追问，而这在一般的自杀风险评估程序中并不常见。来访者的回应将会影响治疗师对个案的恰当处理措施以及为来访者提供相应治疗的紧急程度。来访者乔伊在接受治疗时没有表现出自杀念头，他也没有自杀或伤害他人的历史，尽管他小时候"开玩笑"说想杀了他的父亲。他最显著的风险与酗酒有关，酗酒似乎会导致他的整体功能恶化，以及引发更多的实际后果，如果目前不加以控制，酗酒问题可能会逐渐发展为一个完全符合诊断的问题。

与来访者结束摄入性会谈

具备胜任力的治疗师能够始终遵循标准化的评估方案，同时保持放松、温暖、接纳、专注和良好的倾听。他们通常会用鼓励和感谢的话语，以积极的语气结束首次会谈，例如：

"好的，这是一次漫长的会谈，我要感谢你坚持回答了所有这些问题，我知道，其中许多问题很难回答，也很可能让人痛苦。开始心理治疗需要付出很多的努力和一直保持不错的动力，我认为你迈出了相当棒的第一步。你已经告诉了我非常多有用的信息。我相信你在开始接受定期的治疗后，还会告诉我更多信息。在这次会谈结束之前，你有什么问题想要问我吗？我愿意像你回答我的问题一样，尽力回答你的问题。"

来访者有时会对治疗师在摄入性评估结束时的发现感到好奇，他们可能会直接问这样一些问题，如：

- "你认为我有什么问题？"
- "对我的诊断是什么？"
- "你觉得我能得到帮助吗？"
- "我真的应该来这里寻求帮助吗？"

对于新手治疗师而言，以共情的方式为来访者简要地做出总结，并确认来访者就诊时提供的所有信息都会被整合到一份报告中供督导审查，可能就足够了。而受训的治疗师可以对来访者补充说，目前给出诊断可能为时过早，但是来访者将有权查看他的档案，并且来访者日后可以与治疗师（例如，来访者指定的治疗师）一起查看自己的初步诊断。莱德利等人（Ledley et al., 2010）指出了重要的一点，即在美国的一些州和加拿大的一些省，实际上法律禁止无医师执照的治疗师向来访者提供正式的诊断。因此，当来访者要求受训的治疗师给出正式诊断时，保持谨慎是明智的选择。对于上述列出的其他问题，新手治疗师可以做出如下回答：

"我理解你的担忧，我认为你的提问是合理的，但对于我来说，给你具体的回答可能还为时过早。你已经很清楚地让我描述了你所经历的情绪困扰以及你在生活中面临的问题。我会根据你提供的所有信息，与我的督导师磋商，并撰写一份报告，交给将来与你一起工作的治疗师。如果你对是否在这里接受治疗有任何疑虑或顾虑，我很乐意为你提供我的督导师，或许以及诊所主任的联系方式。无论你的下一步计划是什么，我很高兴你迈出了寻求帮助的第一步。"

经验更丰富、有执业许可的治疗师可能会选择在初始评估结束时，立即给来访者反馈，包括诊断信息和初步的个案概念化（见第 6 章）。然而，在这个阶段，最好让信息保持简洁、清晰和充满希望。莱德利及其同事（Ledley et al., 2010）建议，治疗师要向来访者总结他们的优势、列举来访者的主诉问题、告知与这些问题相一致的诊断、阐明简要的个案概念化和治疗选择。他们补充说，反馈应该是双向的，治疗师应该欢迎和鼓励来访者的问题，即使治疗师不总能像来访者所期望的那样明确地回答这些问题。

撰写报告

具备胜任力的治疗师会迅速完成一份全面报告，涵盖所有的主要领域，同时谦虚地认识到该报告只是一个起点，还有更多信息有待收集。例如，撰写报告的治疗师可能会注意到有几个要点需要进一步向来访者询问，以探索特定问题，或者某个"临时诊断"，或者需要"排除"诊断，以等待进一步的观察或从来访者的其他治疗师那里获取记录。

虽然初始访谈报告模板没有唯一的标准，但全面、有效的书面 CBT 评估报告有一些共同特征。表 5.1 展示了胜任的 CBT 治疗师对乔伊的初始摄入访谈报告，包括以下主题。

1. 来访者的身份信息。

2. 来访者的主诉和症状。

3. 来访者的问题和诱发事件的历史。

4. 治疗史（包括住院治疗、自杀倾向、药物治疗情况）。

5. 相关的家庭和个人历史（例如，学校、工作、人际关系）。

6. 病史。

7. 来访者的酒精和其他物质使用、滥用或依赖史（包括目前情况）。

8. 访谈时的精神状态。

9. *DSM-IV* 5 – 轴诊断。

10. 治疗建议、目标清单或简要的个案概念化。

好的报告还会记录和解释来访者在测评工具（自评报告量表；基于访谈的问卷）中的得分，并提及评估中提到的任何并发症，这些并发症可能会使整体的结果处于不确定的状态，从而需要在治疗过程中进一步评估。尽管没有必要基于第一次会谈就撰写一份完整的个案概念化报告，但治疗师可以选择总结一个简短的个案概念化作为进一步收集数据和检验假设的基础。随后，在治疗过程中，CBT 治疗师可能会选择构建一个更全面的个案概念化（见第 6 章）。

表 5.1 乔伊的初始摄入访谈报告

全面的评估报告

来访者姓名："乔伊"   访谈者姓名：N 博士

性别：● 男   出生日期：（月／日／年）   年龄：32 评估日期：（月／日／年）
　　　○ 女

《贝克抑郁量表 – Ⅱ》：   18   （轻中度症状）

《贝克焦虑量表》：   36   （中重度症状）

《贝克绝望量表》：   6   （正常范围内偏高）

《贝克自杀意念量表》– 当前：   0   （当前未报告自杀意念）

《贝克自杀意念量表》– 最严重：   0   （无自杀意念史）

Ⅰ.来访者的身份信息

乔伊是一名 32 岁的单身白人男性，自称"爱尔兰裔美国人"。独居，在一家大型制药公司担任中层经理。他大学毕业，未婚且单身。他在朋友和邻居的推荐下寻求治疗。邻居告诉他，她曾经寻求心理治疗，发现她的焦虑问题得到了很大的改善。乔伊准时赴约，打扮和着装得体。

Ⅱ.来访者的主诉和症状

乔伊表示，他在就业方面正面临"高度压力"。更具体地说，他提到了"惊恐发作"，尽管症状似乎不是那种典型的惊恐发作所伴随出现的突然、强烈的生理唤醒。而乔伊似乎正经历着高度的焦虑，当他反刍不确定的未来时，这种焦虑会加剧。乔伊还出现了抑郁症状，尽管他在访谈中没有使用"抑郁"或"悲伤"这个词，乔伊说自己"被压得喘不过气来""很沮丧"，而且"不像平时那样乐观"。具体症状的总结包括如下方面。

情绪上：焦虑、担忧、快感缺失、情绪低落

生理上：多汗、心悸、胃肠不适、肌肉紧张

行为上：焦虑与疲倦交替出现、频繁唉声叹气、不太健谈

认知上：反刍最糟糕的情况，典型表现如下。

　　　"我毫无希望。"

　　　"我的工作没有保障。"

　　　"如果我再也不能养活自己了怎么办？"

　　　"如果我不能振作起来，崩溃了怎么办？"

（续表）

Ⅲ. 来访者的问题和诱发事件的历史

　　乔伊表示，（大约一个月前）他得知公司将在未来几个月内进行"重组"，这直接引发了当前的问题，这让他预计自己要么会彻底失业，要么不得不在"他的舒适区之外"的部门工作。他还担心，为了保住在这家公司的工作岗位，他可能不得不重新调整岗位，他可能不喜欢新的岗位并且可能会被降职。乔伊指出，他过去也经历过类似的高度情绪困扰时期，主要是与生活变化和（或）不确定性有关，比如当他的两个哥哥离开家的时候，以及当他高中和大学毕业的时候。不过，乔伊认为自己是个"爱瞎想的人"。他还记得小时候就开始感到"惊恐"，但他认为这很正常，因为"任何人，如果住在我家里，他们都会惊恐发作"（他说这话时大声笑了）。

Ⅳ. 治疗史（包括住院治疗、自杀倾向、药物治疗情况）

　　乔伊立即指出，这是他第一次"需要看心理医生"。他否认现在和过去有任何自杀意念、意图或行为。对于伤害他人也是如此，尽管他开玩笑说，"除非你算上每次我父亲打我，我都希望他死"（又一次大笑）。乔伊从未因心理问题住院，从未寻求过心理治疗师的帮助，并且他承认他很少去看家庭医生或牙医。他没有服用任何药物，尽管他大声笑着说"杰克·丹尼尔"是他的"药"（然后他很快说他"只是开玩笑"）。

Ⅴ. 相关家庭和个人历史（例如，学校、工作、人际关系）

　　乔伊从小在本地长大，是三兄弟中最小的一个。他生活在一个工人阶级社区，并一直在公立学校就读，直到高中毕业，但他提到所有的邻居和朋友都去了天主教学校。他报告说，他的父母都有酒精和其他物质滥用问题（例如，他的父亲滥用安非他明，他的母亲滥用止痛药），他的家庭生活"非常糟糕"。他回忆起被父亲殴打的经历，并补充说，他经常被单独留在家里，没有人管，甚至没有吃的。他的两个哥哥经常在别人家过夜，乔伊记得他独自在家的晚上，经常害怕有人会"闯入"。

　　乔伊说："我就像电影《小鬼当家》中的那个孩子，但一点也不好笑。"乔伊喜欢他的哥哥鲍勃，但鲍勃参军了，之后"基本上消失了"。乔伊通过互联网找到了哥哥鲍勃现在居住的地方，但他对于是否要与哥哥联系犹豫不决，因为他认为鲍勃不再愿意与家里的任何人交往。乔伊提到，他在高中有一个"导师"（他很快补充说，不是"辅导员"），这位老师帮助他变得更加自信。在导师的帮助下，乔伊取得了很好的成绩，获得了大学入学奖学金，不再依靠父母的监护。乔伊按时毕业，后来做过很多工作，现在就职于一家制药公司。乔伊说他有"很多朋友"，包括大学的老朋

（续表）

友、"酒友"和"一群非常好的邻居"。乔伊目前的担忧之一是，他将失去工作，再也负担不起公寓租金，并不得不搬到另一个地方，远离这些喜欢的人。乔伊报告说他"断断续续约会过，但没有认真地谈过恋爱"。他对自己的社交生活只字不提，当被问及社交生活时，他显得特别烦躁不安。

Ⅵ. 病史

乔伊的病史看起来并无特别之处，没有重大疾病或手术史。然而，他提到当他还是学生时，他被父亲殴打过多次，但从未接受过任何治疗。他说他唯一一次重大伤病是在大学聚会上"胡闹"时手臂骨折。目前，乔伊说他"很少"去看家庭医生或牙医，但他"感觉很好"。

家庭医生的名字：（乔伊说他目前没有家庭医生。）

Ⅶ. 来访者的酒精和其他物质使用、滥用或依赖史（包括目前情况）

乔伊从高中时就开始喝酒，先是喝啤酒，然后在大学开始尝试烈酒。他否认曾因饮酒失忆而或造成严重后果（例如，从未有过"酒后驾车"的情况），尽管他在大学时手臂骨折可能与酒精有关。他承认在"特殊场合"（比如看足球比赛）会和朋友"狂饮"，但对整个饮酒问题和可能的担忧轻描淡写。乔伊说他通过喝威士忌进行自我治疗，但很快又说他"只是开玩笑"。他否认使用任何其他"超范围"的管制或非法物质，并补充说他已经5年多没有吸烟了。根据乔伊的反应方式，他可能没有报告所有的情况，但这需要后续进行评估。

Ⅷ. 访谈时的精神状态

外表	●精心打扮	○凌乱不整洁	○怪异	○不合适
态度	●合作	○谨言慎行	○怀疑	○不配合
	○充满敌意			
自主运动	○平静	○多动	●躁动	○发抖
	○显著迟缓			
情感	●恰当的	○不稳定的	○直爽的	○不协调的
	○平静的			
情绪	○平稳的	●抑郁的	●焦虑的	○高涨的
	○易怒的			

（续表）

语言	○正常的	○迟缓的	○低声的	●洪亮的
	○急促不清的			
思维过程	●完整的	○冗长的	○松散的	○离题的
	○奔逸的			
思维内容	●正常的	○幻觉	○妄想	
定向力	●完整的	○时间定向障碍	○地点定向障碍	
	○人物定向障碍			
记忆力	●完整的	○瞬时记忆丧失	○短期记忆丧失	
	○长期记忆丧失			
注意力	●完整的	○不完整的（中度）	○不完整的（重度）	
判断力	●完整的	○轻度缺失	○中度缺失	○重度缺失
自知力	○完整的	●轻度缺失	○中度缺失	○重度缺失
自杀想法	●否 ○是	计划 ●否 ○是	意图 ●否 ○是	
伤害他人的想法	●否 ○是	计划 ●否 ○是	意图 ●否 ○是	
来访者的可靠性	○高	●中	○低	

Ⅸ. DSM-IV 5– 轴诊断

轴Ⅰ：临床障碍（根据严重性和损害程度排序）

	DSM-VI 编码	描述
主要的：	300.02	广泛性焦虑障碍
次要的：	296.21	重度抑郁发作，单次发作，中度
第三位：		

轴Ⅱ：人格或发育障碍

	DSM-IV 编码	描述
主要的：	无	

轴Ⅲ：一般医学状况（来访者的报告）

	DSM-IV 编码	描述
	无	

（续表）

轴 IV：心理社会和环境问题	
检查	
○主要的支持团体问题	具体说明：
○社会环境相关问题	具体说明：
○教育问题	具体说明：
●职业问题	具体说明：他的公司即将进行重组，导致工作存在不确定性。
○住房问题	具体说明：
●经济问题	具体说明：如果失业，预期会出现困难。
●在获得医疗保健服务方面的问题	具体说明：多年没有看家庭医生或牙医。
○与法律制度或犯罪互动有关的问题	具体说明：
●其他心理和环境问题	具体说明：独居，与家庭疏远。

轴 V：大体功能评估量表	
当前	过去一年中最高
70	80

考虑另外的相关诊断

乔伊并未报告过去有过任何的临床抑郁症发作，因此目前的诊断为"单次抑郁发作"。然而，由于来访者明显倾向于淡化自己的症状，在谈论自己困难的成长经历时开玩笑，并在接受心理健康专业人员的访谈时表现出明显的不适，所以这份报告可能有些不可靠。乔伊的成长环境极其不利，但他没有表现出创伤后应激障碍的迹象，比如闪回。然而，他似乎采取了经验性回避的方式来应对。因此，应该密切关注他是否存在创伤后应激障碍的其他症状。尽管他用"惊恐发作"等术语来描述自己的焦虑，但鉴于他对工作中持续的压力源及其预期困难的持续焦虑和思维反刍，及他对金钱、生活变化、不确定性、约会以及与医疗保健专业人员的会面的普遍担忧，广泛性焦虑障碍的诊断似乎更合适。乔伊自诉，他的酒精使用并没有达到"滥用"或"依赖"的程度，但饮酒似乎是他主要的应对方式。考虑到这一点和他的家族史，治疗师需要非常仔细地观察和评估乔伊在这方面的机能，以确定他是否符合诊断标准。无论如何，乔伊的饮酒习惯应该纳入治疗议程，并且减少饮酒量应该是治疗目标之一。

（续表）

X．治疗建议、目标清单或简要的个案概念化		
●个体治疗	○无治疗建议	○药物治疗
○其他	○团体治疗	○夫妻或家庭治疗
○注明：＿＿＿＿＿		

治疗目标

1. 减少灾难化、反刍的思维方式。

2. 改善问题解决的能力（例如，关于他的工作情况）。

3. 减少饮酒的频率。

4. 增加一般应对技巧。

5. 增加乔伊的社交活动（并对他生活的这一部分进行更多评估）。

6. （可选）处理乔伊在家庭中成长时的痛苦经历。

7. （可选）处理乔伊重新联系他的其中一个哥哥的矛盾心理。

8. 解决乔伊对家庭医生和牙医可能存在的焦虑或恐惧，也许可以帮助他预约定
   期检查。

简要、初步的个案概念化

　　乔伊把他目前越来越严重的焦虑归因于工作中即将发生的变化，他预计这些变
化将对他的职业生涯和经济状况产生不利影响。他还提到了自己在家庭中经历的虐
待和忽视。由此，他认为，无论他做什么，灾难随时都可能发生。因此，乔伊感到
无助和绝望，他觉得，自己既容易受到负面结果的影响，又无力阻止。与此同时，
乔伊低估了自己的个人优势，以及饮酒对身体机能的有害影响。他倾向于用灾难化、
反刍的方式思考，而只有改变这种思维方式，他才能更积极地解决问题，更有效地
应对当前的情况，并减少生活中出现实际负面后果的可能性。乔伊也将从社交技能
训练中受益，不再酗酒（从长远来看，酗酒会使他的症状恶化）。乔伊的情绪低落可
能与孤独感有关，因为他与自己的家庭疏远，而且自述目前没有任何有意义的人际
关系。

科里·F.纽曼　　　　　　　　日期

访谈者签字　　　　　　　　　日期

本章重点

- 在 CBT 中，初始评估既包括对来访者独特问题的成因和维持机制的个体化分析方法，也包括根据 *DSM* 确定来访者的症状是否符合诊断标准的一般规律研究方法。

- 对来访者问题的功能分析包括无论在当前还是来访者的习得史背景下，对关键情境、来访者的反应（包括行为、情绪、生理和认知方面）以及这些反应的后果的审视。

- 具备胜任力的 CBT 治疗师在评估过程中努力为来访者创造舒适和安全的感觉，并告知来访者在会谈中可能会发生的情况。

- 具备胜任力的 CBT 治疗师会进行有序、节奏良好的初始评估，尽可能地获取临床信息，同时与来访者建立融洽的关系。

- 全面的初始评估包括精神状态检查（不仅包括来访者的反应，还包括他如何反应）和风险评估（如评估来访者的酒精使用问题和其他物质使用、家庭虐待、自杀和伤害他人的风险）。

- 在初始评估结束时，具备胜任力的 CBT 治疗师会迅速撰写一份初始个案报告，包括以下信息：来访者目前的主要问题、具体症状（情绪、生理、行为、认知）、诱发因素、易感因素、维持和强化因素、精神健康状况和病史、家庭和社会史、基于 *DSM* 的诊断、治疗目标以及初步的个案概念化。随着治疗的开始和更多信息的出现，个案概念化将变得更加清晰和全面。这份报告应保持客观和专业。

第 6 章

构建认知行为疗法
个案概念化和干预计划

"对于人类行为，不要笑，不要哭，不要生气，要理解。"

巴鲁赫·斯宾诺莎（Baruch Spinoza）

个案概念化是连接初始诊断评估和治疗计划之间的重要环节。虽然诊断和（或）问题清单是理解来访者心理问题的一个重要起点，但它们不能提供来访者问题发展和维持的解释模型。此外，尽管诊断标签能够合理地将相关症状群分类并凸显出来，并且合理地将来访者分类，也确实反映了他们与符合相同诊断标准的其他人的共同之处，但这些标签在说明个体差异方面作用甚微。对于治疗师来说，需要理解一个特定的来访者，了解其作为一个具有独特习得史和当前生活环境的人；一个可能会出现跨越诊断范畴的多种复杂症状的人；以及一个与其他人有不完全相同的应对方法（无论方法是好是坏）的人，而这需要进行个案概念化。尽管，详细介绍特定障碍的 CBT 治疗手册作为教学工具和可靠有效地开展治疗的方案（以及因此作为临床研究工具）非常有价值，但为了最恰当地适用于每个来访者，治疗手册必须被灵活地使用（Persons，2008；Roth & Pilling，2007）。这就需要一种方法来组织来访者生活中的心理数据，以便提出并验证有关他们的功能和功能障碍有用的假设，而这些假设随后会导向那些被实施和评估的干预措施。本章将概述 CBT 个案概念化的发展，重点介绍具备胜任力的 CBT 治疗师如何从摄入性访谈报告（如第 5 章中乔伊的报告）开始，逐步形成更完整的个案概念化以及相应的治疗计划。

正如我们在上一章中所看到的，在初步的整合评估中，乔伊被初步诊断为广泛性焦虑障碍，以及轻度、单次发作（或许为复发）的重度抑郁障碍发作。报告还提到了乔伊的饮酒问题，强调了在治疗中解决这个问题的必要性，并暗示乔伊可能符合酒精使用相关障碍的诊断标准，但还需要进一步收集数据。（在接下来的章节中，我们还将看到乔伊的治疗师如何考虑进一步修订诊断，将社交焦虑障碍和回避型人格障碍等问题纳入诊断。）

初步的整合评估也开启了对初步个案概念化的探讨过程，这样我们就可以窥见乔伊的世界，以及导致他选择 CBT 的因素。这些探讨都是初步的，因为治疗师推测，随着治疗的推进会出现更多的信息。这些数据将被纳入个案概念化，包括更新诊断（如果适用）。此类信息可能来自任何来源，包括：

1. 过去和当前治疗的记录；
2. 乔伊对结构化访谈的回答（可能定期进行），如使用《汉密尔顿抑郁量表》（Hamilton Depression Rating Scale，HDRS；Williams，1988）测量；
3. 乔伊对循证的自评量表的回答，如《贝克抑郁量表 – Ⅱ》（Beck et al.，1996），他可能需要定期完成这些量表（例如，在每次会谈之前）；
4. 来自乔伊生活中关键人物所提供的信息（如果他愿意让其他人参与进来）；
5. 乔伊自己选择披露的信息，因为他开始信任治疗师，他会冒更多的风险提及他以前隐瞒的事情；
6. 当治疗工作帮助乔伊建立概念联系或提出他以前没有考虑过的假设时，就会有新的发现；
7. 可能由于乔伊处理治疗过程本身（包括治疗关系）的方式而产生的一些假设。

因此，难怪个案概念化被描述为一个"坩埚"，通过个案概念化，治疗师需要融合和综合以下如此多的信息：各个方面的理论概念；来访者的个体化信息（包括来访者自己对其问题的个人诠释）；来访者的成长环境和文化背景；治疗师基于研究文献的知识对来访者的观察；以及由此产生的使用 CBT 术语对来访者问题和治疗目标的描述，并由此产生的治疗计划（Eells，2011；Kuyken，2006）。

构成 CBT 个案概念化的因素

如前文所述，个案概念化（作为 CBT 至关重要的部分）源于早年临床行为治疗师对来访者行为的功能分析，他们努力贴近数据，并避免使用与精神分析流派相关的宽泛和抽象的理论术语。随着时间的推移，CBT 开始纳入更多的推断性概念，例如，来访者的信念和图式，个案概念化变得更像科学和艺术的结合（Kuyken，Padesky，& Dudley，2009），其中治疗师必须观察和收集客观数据，同时形成组成这些数据的因素的暂定假设，以便"把各个点相连"。然而，CBT 治疗师并不会过分把假设具体化；他们会测试和修改这些假设，坚持以实证主义方式开展评估和治疗。同样，具备胜任力的 CBT 治疗师不满足于仅仅识别问题的个案概念化（也许具有诊断效用），而是努力构建能够有效指导干预措施的个案概念化，这样才能产生治疗效果（Dobson & Dobson，2009）。

在 CBT 领域，有许多如何组织数据形成个案概念化的优秀模型可供选择（见 J. S. Beck，2011；Dobson & Dobson，2009；Eells，2011；Kuyken et al.，2009；Ledley et al.，2010；Needleman，1999；Nezu，Nezu，& Lombardo，2004；Persons，2008；Sturmey，2009；Tarrier，2006；Wright et al.，2006；等等）。虽然上述每部作品中提到的每一个概念化模型都略有不同，但更多的是相似之处。每个模型都为治疗师提供了一种全面而简洁的方式来整理关于来访者的关键事实和假设，以便勾勒出一张"地图"，为治疗提供方向，包括管理治疗关系的最佳方式以及可能出现的挑战。主要类别包括：

1. 在来访者的心理症状、主诉和担忧的发展中起作用的历史事件和（或）历史状况（例如，来访者的成长背景；长期压力源；创伤、医疗问题和其他"素质"因素）；

2. 针对来访者的思维模式（例如，自动思维、中间信念、适应不良的图式）和在上述因素背景下形成并持续多年的认知易感性（例如，绝望、灾难化思维、过度概括的自传体回忆、非此即彼的思考方式）提出的假设；

3. 行为模式（包括其中的缺陷）、情绪和生理反应，也是上述因素的结果，并随着时间的推移而得到强化；

4. 来访者的功能和功能障碍模式发生和维持的环境（包括社会和文化）背景；

5. 来访者的应对策略，包括那些对解决问题无效的应对策略，以及那些代表重要个人优势的策略；

6. 来访者的问题在当前情境下的一系列表现，包括促使来访者接受治疗的诱因（即压力源）；

7. 关于来访者对与治疗计划相关的可能干预措施的反应的假设和预测，其中也包括潜在的阻碍。

专栏6.1展现了乔伊的治疗师是如何使用上述因素来组织关键数据的，其中包括一个总结性叙述，将乔伊的个案概念化与治疗计划联系起来。这个个案概念化，包括治疗师从初始评估以及与乔伊的前几次会谈中获得的信息。

专栏6.1

历史事件或状况

乔伊在一个父母有物质依赖的家庭中长大，父母忽视他（有时还虐待他）。他很崇拜他的两个哥哥，尤其是鲍勃，但是他们都离开了家，乔伊后来也和他们失去了联系。乔伊经常被独自留在家里，对被坏人"闯入"和发生"最糟糕的事情"产生了恐惧。他觉得自己与邻里的同龄人不一样，因为他没有去天主教学校。

假设的思维模型

乔伊意识到，他不能指望自己的处境稳定，也不能指望别人来照顾他。他经常感到恐惧，并学会了"做最坏的打算"，适应了独处的生活。然而，他形成了一种"易受伤害"的图式，表现为高度焦虑，以及在某些生活不确定时期，可能出现抑郁发作。他经常有"如果……怎么办呢？"的假设，他倾向于灾难化（夸大危险），并低估自己的资源。他有"全或无"思维方式，要么担忧反刍，要么尽量不去思考。尽管他的过去表明他有很强的复原力，但乔伊对自己和自己的应对技巧评价不高。这种模式代表了一种"无能"的图式。乔伊还习得了喝酒这种简单的"应对"方式，而这强化了他对酒精的积极态度。

行为、情绪和生理反应的模式

乔伊在高度焦虑的时候会感到心悸、肠胃不适和肌肉紧张。当他的生活状况发生变化时，他也会感觉抑郁。乔伊有朋友，但他的生活中似乎缺少一个和他真正亲近的人。当他忧虑最严重时，他往往会选择退缩。乔伊主要用酒精作为调节焦虑和情绪的手段，但这可能会使他的症状恶化，包括胃肠不适。

环境背景（包括社会和文化因素）

乔伊独自生活，靠一份目前岌岌可危的工作养活自己。他喜欢和酒友、邻居在一起，但他没有亲密关系，也没有和家人联系。他认同主流文化。

来访者的应对策略和个人优势

乔伊的优势是非常显著的，特别是考虑到乔伊在成长过程中几乎没有得到家庭的支持或指导，他通过努力拼搏从高中和大学毕业，找到了一份好工作，并赢得了朋友和邻居的欢迎，他们认为他是一个"靠得住的人"，总是喜欢帮助别人。

他试图把自己的焦虑藏在心里，有时回避社交。他的主要社交方式（和"应对"机制）是和一些朋友喝酒。他"尽量不去想"自己的担忧，但随后会陷入思维反刍，这也导致他感到沮丧。

当前导致来访者症状明显的诱因和情境

1. 乔伊症状加重的主要诱因是他的公司将进行重组。他害怕最糟糕的情况发生，想象自己无法维持生计，不得不搬家并远离朋友们，可能无处可去。他感到焦虑、沮丧、不安，并试图通过退缩、"尽量不去想"或喝酒来应对。

2. 乔伊通过互联网得知他失联多年的哥哥鲍勃的住处。他想联系他，但假设自己会被拒绝，再次感到孤独和失望。他在这件事上感到矛盾，既渴望接触又害怕被拒绝，同时责备自己缺乏勇气主动联系鲍勃。对他来说，这件事意义重大，但还没有得到解决，他有时会对自己说："我当前正面临工作危机，不能总想着鲍勃的事儿。"然而，他总是纠结这两件事，并且对这两件事都没有采取解决措施。

3. 乔伊在邻居的建议下开始接受认知行为治疗，但他对"需要看心理医生"持矛盾态度，他非常负责地按时前往，准时赴约并支付治疗费用，但他经常在会谈中开玩笑，转移话题，试图与治疗师进行愉快的谈话（例如，关于星期天老鹰队的比赛），并且在家庭作业上很难做深入的自我报告。

4. 乔伊承认他很少（甚至从不）去接受牙科或医学检查。他对此轻描淡写，但这可能是他焦虑和"易受伤害"的另一种表现，他可能因为自己对医生和牙医的恐惧而感到羞耻，他实际上需要医疗和牙科护理，逃避可能是他成长过程中被忽视经历的延续。

关于来访者的功能、治疗反应的假设和预测

对乔伊来说，重要的是减少他的灾难化思维和思维反刍，增加他积极解决问题的能力，以及减少他用来调节情绪的饮酒行为。他低估了自己的应对资源，也可能低估了生活中其他人对他的关心、尊重和愿意帮助他的程度。乔伊很难有效地注意到他的自动思维以及"易受伤害"和"无能"的图式，因为他倾向于避免不去思考事情，而且他仍然没有接受寻求治疗师帮助的想法（其中存在羞耻感）。通过治疗中的支持性"指导"关系（这对他是个有积极含义的概念），乔伊的焦虑可能减轻，他可能会更多地透露他对自己、他人和未来的看法。主动联系他失联多年的哥哥也是重要的议题，因为他对这个议题的回避只会延长他的孤独感和无决断感。

如果他的焦虑有所改善，如果他能解决一些与工作相关的重要问题，也许可以提出他缺乏亲密关系的议题，以及他是否也有与这一议题有关的恐惧（或秘密）。乔伊需要减少饮酒，但他可能会担心如果他不喝酒该如何应对问题，如果他不和朋友一起喝酒，应该与谁社交以及如何社交。乔伊过往的复原力是一个积极的预测因素，治疗师会经常强调这个因素来给乔伊积极的反馈。

乔伊的个案概念化和治疗计划总结

乔伊在一个不稳定的家庭环境中长大，在这个家庭中，来访者的生

活中经常发生一些出乎意料、超出自己控制的重大事件。因此，乔伊可能相信"生活是不可预测的，你在任何时候距离灾难都只有一步之遥"。而他被父亲殴打的经历只会加剧这种看法。就图式概念化而言（Layden et al., 1993；Beck, et al., 2004；Young et al., 2003），我们可以说来访者有**易受伤害**的图式，任何生活中不受欢迎的变化都可能成为诱发的压力源，此外，尽管他有过不错的应对压力的经历，但他似乎缺乏自信，因此他目前的无助感可能也反映了他的**不胜任**图式。

乔伊的个人资源或优势非常显著，比如他上过大学，在他的工作领域有专长，许多朋友和邻居都很喜欢他，因为他真诚、乐于助人、人际交往方式良好。而乔伊似乎对自己的正面品质不以为然，很容易产生羞耻感。这种羞耻感可能源于早年他的家庭功能失调，以及没有足够的钱上教会学校（这导致了他在家人甚至同龄人中感到孤独），更不用说很多夜晚他一个人独处时因害怕而感到羞耻。现在，乔伊似乎很容易因为没有去看家庭医生、牙医和（直到现在）心理治疗师，以及不愿与他人交心或亲近而感到羞耻，尽管他是一个"友善和乐于助人"的人。

从社会环境的角度来看，由于他经常遭受殴打和忽视，乔伊对他的父亲没有太多的感情，但他注意到，家庭中的潜规则之一是，喝酒是一种可以接受的减压方式。过去的经验，加上现在有一群酒友作为他社会支持的主要来源，可能会支持和维持乔伊使用酒精作为主要的"应对"手段。

可能影响成功治疗的阻碍包括乔伊对看"心理医生"的羞耻感，"尽量不去想"的主要应对方式，他对治疗费用的高度焦虑（鉴于他对工作稳定性的灾难性预期）。

上述因素为乔伊的焦虑、抑郁和可能的酒精滥用问题提供了一些有用的治疗指导方向和考量。首先，治疗师会强调治疗的合作性和时效性，以唤起来访者的自主感（这是对他孤独感重构的一种积极方式），通过强调他在帮助自己和学习技能方面的能力来对抗他的羞耻感，并缓解他对长期治疗费用太高的担忧。治疗师会向乔伊解释，他的饮酒行为是焦虑的维持因素，也可能是抑郁和肠胃不适的维持因素，邀请他思考如果减少把使用酒精作为"自我调节"手段的好处，并对他使用酒精的积极影响表示共情——使用酒精是一种他维持与朋友之间的友谊和迅速缓解焦虑的手段。治疗师非常尊重乔伊的个人优势和应对技巧，指出乔伊克服了早期的障碍，完成了大学学历教育并获得了一份好工作（尽管公司重组令人不安），并赞扬了他对朋友的忠诚（这很好地反映了他的性格）。乔伊消极地认为，如果他的朋友们亲近并了解"真实"的他，他们会对他评头论足，或者如果他不和朋友们一起喝酒，他们就会远离他。治疗师将根据焦虑障碍的 CBT 方案进行治疗（见 Clark & Beck，2010），同时考虑到需要处理乔伊的轻度抑郁和可能的酒精滥用问题。治疗师将积极强化乔伊为解决问题所做的一切努力——包括乔伊为了解决问题而将自己暴露在负面经历中（例如，积极询问自己的工作情况，试图与他的哥哥鲍勃沟通，预约去看牙医和家庭医生），并对此做出理性回应，而且对来访者提出的关于某些干预措施或者是否继续治疗的任何可能意见都持开放态度。此外，乔伊对自己的人际生活的大部分细节保密，这不禁让人疑虑他在这方面是否存在一些重要的秘密（例如，关于他的性生活史、性取向）。治疗师会非常小心和尊重乔伊的隐私，同时仍然专注地倾听来访者的叙述，这些叙述可能会打开讨论他生活中这些重要议题的大门——尽管这不是他寻求治疗的明确原因之一。

个人史或状况

确定来访者的个人史是非常重要的，探索来访者过去的一些"焦点"事件和情境，可以揭示他当前的人格特征是如何被塑造的。在认知行为疗法的经验主义传统下，治疗师小心翼翼地避免对来访者的历史进行过度猜测。如果要确认存在某些对来访者的生活进程产生重大影响的素质因素，例如童年虐待、性侵害和创伤性丧失等，最基本的证据标准要求是来访者的自我报告以及（或者）其他有确凿来源的事实。并非所有个人史中突出的事件都需要是"创伤性的"，才与个案概念化相关。在来访者的心理发展（如他的自我意象）中发挥了重要作用的个人史因素都是重要的。

他有被虐待和被忽视的个人史，他因与朋友在不同的学校而分开，以及与哥哥的分离被认为在乔伊不安全感和易感性的形成中起到了重要作用。一个有效的治疗计划包括治疗师承认乔伊过去的困难，同时帮助他专注于当前成功的自我照顾的证据，以及他在工作中和居住的地方被其他人友好对待的证据。

对来访者的思维模型提出假设

认知行为疗法的个案概念化非常重视确定来访者的思维方式。其中关键问题是"他们是如何思考的？"（例如，倾向于忽略积极事件？习惯用"如果……怎么办？"的灾难化思维思考问题？），还有"他们在思考什么？"（即他们的自动思维、中间信念和适应不良的图式）。擅长个案概念化的治疗师试图理解来访者的思维与情绪、行为互为因果的作用方式。通过努力理解来访者的思维过程和内容，CBT 治疗师可以更好地理解来访者的困难，并能更好地制定可能对产生积极变化有最大帮助的干预措施。无论是在最初的摄入性访谈过程中，还是在治疗过程中，CBT 治疗师都通过直接提问、审视来访者对自己思维模式的评论或使用专门针对来访者假设信念的问卷来评估来访者的思维。如第2章所述，主要的自评报告量表包括《功能失调态度量表》（Weissman & Beck，1978）、《人格信念问卷》（Beck et al.，2001）和《扬氏图式问卷》（Schmidt et al.，1995）。在 CBT 中，通常会回顾来访者的个人史，提出个人史如何建立和维持他们的思维方式，以及这些思维方式如何在当前的生活状况中表现出来的假设。

乔伊表现出"如果……怎么办？"的灾难化思维倾向，因为他通常会做最坏的打算，并且对自己解决问题或应对问题的能力没有信心。这些思维模式最符合**易受伤害**的图式，在某种程度上也符合**无能**图式。在治疗后期，当更多的信息浮出水面后，治疗师还会进一步假设乔伊也认为自己**不可爱**。治疗师的干预措施将侧重于采用一系列措施来对抗乔伊的消极图式，包括通过搜寻可以反驳乔伊易受伤害和无能图式的证据，练习和提高他的问题解决技能和社交技能，以及鼓励他参与那些能让他获得成就感的活动。

来访者的行为、情绪和生理反应模式

乔伊的初始摄入访谈报告（第 5 章）显示，他经常感到严重的焦虑，并且伴随情绪低落。在躯体反应上，乔伊经常感到肌肉紧张，并因压力而加剧了胃肠不适。不幸的是，乔伊对这些问题的习惯性行为反应是减少与他人的互动，只有喝酒时例外。他认为饮酒是一种应对压力的方式，但饮酒使他更不太愿意解决问题，更加焦虑，并且饮酒可能加剧他的胃肠不适。一个良好的治疗计划包括试图激励乔伊减少饮酒，并观察他的工作和社交行为以及躯体感受的改善（这将成为他治疗改变的自然强化因素）。乔伊需要改善社交技能，而不是通过饮酒来减轻焦虑。

环境背景（包括社会和文化因素）

这可能是指来访者的社会文化环境、目前的生活状况、物理环境或其他因素，这些因素为更好地理解来访者的态度和行为提供了环境背景。乔伊目前的环境实际上似乎并无什么特殊之处，因为他在工作中和与邻居相处时都做得很好。不幸的是，乔伊一直独自生活，虽然他没有抱怨这一点，但这显示出他缺乏亲密关系。而治疗计划将通过帮助乔伊在工作和个人生活中更多地参与社交活动来实现这一目标。治疗师还将与乔伊合作，减少乔伊在生活环境中暴露于饮酒的线索和场合的机会。此外，考虑到乔伊工作状况的不确定性，治疗师会

帮助他进行问题解决，以此增加他保持有利地位的机会，即使就业情况发生很大变化。

来访者的文化因素在个案概念化中也起着重要作用，特别是如果他在种族、性取向或身份认同、身体限制和其他因素方面不属于主流人群时（见第10章）。乔伊，一个白人男性，无宗教信仰，他（和他祖辈几代人）在美国出生和长大，作为来访者，他的文化因素影响不大。然而，乔伊在恋爱史上的回答含糊不清，这让治疗师推测，乔伊对讨论私人生活这个领域感到不舒服。因此，治疗师会假设，乔伊的性取向可能是需要纳入他的个案概念化和治疗计划中的文化因素。

来访者的应对策略和个人优势

除了评估来访者的问题和症状外，治疗师还会询问来访者的个人优势（Kuykenet al.，2009）。检查来访者功能的"优势"有许多好处，因为治疗师可以做如下事情。

- 表明他们有兴趣了解作为完整个体的来访者，而不仅是诊断或其他功能障碍的表现。
- 向来访者真实坦率地提供关于他们积极特质的反馈，来访者通常可能认为这些特质是理所当然的或未被他人欣赏和重视。
- 暗示来访者已经拥有一些可以在治疗中发挥作用的技能，并且这些技能可以在帮助来访者学习长期的自助技能中起到开端的作用。
- 注意到来访者在生活中某个领域的个人优势可能会被推及或迁移到其他领域，从而为行为实验提供新的思路。
- 增强来访者的希望感和自我效能感，从而提升来访者的信心，并增加来访者的积极性，使之参与到虽然可能有困难但有价值的CBT过程中来。

乔伊拥有许多优势，包括坚忍、聪慧以及关心和帮助他人的能力。不幸的是，乔伊很大程度上忽视和低估了自己的这些积极方面，而过分关注自己无助、脆弱和与他人的不同之处。合适的治疗对策是，治疗师让乔伊注意到让他在成长过程中生存下来的应对技巧，真诚地赞扬他目前取得的成功，并与乔伊合作，根据他的个人优势修正他的自我批判的认知。

当前的诱发因素，来访者症状最明显的情境

个案概念化的最重要的用途之一是，治疗师会将他们的认知行为个案概念化与来访者分享，有时以活页的形式呈现（见 J. S. Beck，2011）。治疗师和来访者一起检查来访者生活中的当前状况，并阐明来访者的个人史、环境、思维模式、应对方式、优势和症状是如何表现出来的。当来访者生活中看似不相关的问题情境可以和他的思维模式联系在一起时，这种回顾尤其具有启发性，因为这些思维模式本身可能与多年以来的习得经验有关。

例如，虽然乔伊形容自己"有点悲观主义"，但他并没有意识到自己的易受伤害的感受和无助感是如何阻碍他有效地应对，并使情绪恶化的。在开始接受 CBT 之前，乔伊只是认为他的消极是"对事情的自然反应"。然而，在 CBT 治疗师的帮助下，乔伊的自我监控和自我意识技能提高了。乔伊发现了自己各方面功能之间的联系，比如当人们真诚地想更多地了解他时，他犹豫不决，不愿谈论自己；他为了"尽量不去想"而喝酒；他拒绝继续与哥哥鲍勃联系；他回避看家庭医生和牙医；他决定不参加与工作有关的会议，并拖延寻找新工作（作为万一失去现在工作的后备计划）等，乔伊在开始 CBT 之前并不认为这些问题是相互关联的。

易受伤害、无能和不可爱（不久后提出的假设）的负性图式将这些因素"连接起来"。例如，乔伊认为他没有什么可以提供给别人，因此他不想谈论自己来"烦扰"别人，这些想法阻止了他接近别人，而这让他孤独且焦虑不安，然后他会通过饮酒来"解决"这种情况。乔伊非常想和他的哥哥鲍勃见面，他

曾经很尊敬他的哥哥并且他们很多年没有见面，但乔伊坚信鲍勃不愿和他有任何瓜葛。为了避免他假想中的拒绝，乔伊没有采取任何行动，尽管他总是在反刍这件事，并在内心责备自己"没有勇气"与鲍勃联系。乔伊也不希望在治疗中分享太多关于自己的信息，至少在治疗最开始时是这样的。当治疗师指出乔伊的个人优势时，他变得更加敞开心扉，并对治疗师表示信任和尊重。乔伊对重新找工作感到无助和无力，因为他认为焦虑和情绪低落导致自己的社会功能很差，以至于无法给潜在的新雇主留下好印象。因此，他没有寻找新的就业机会作为后备计划。乔伊也从来没有看过家庭医生或牙医，他认为自己不需要，但这很可能是父母过去忽视他的结果（乔伊从来没有做过定期体检，因此从未养成预约家庭医生或口腔护理的习惯），加上他觉得如果他去看家庭医生或牙医，会感到疼痛和受伤。在乔伊生活的几乎每个转折点，他都经历了焦虑，害怕更糟的事情发生，认为尽管自己尽力应对和生存，但仍然无能为力，没有太多的自我价值感，认为自己最好不要想这些问题，而不是积极地解决这些问题。

当 CBT 治疗师敏感地与乔伊这样的来访者分享关于他的个案概念化时，可能会发生重要的治疗进展。有了这种从认知行为角度对自己的概念性理解，乔伊将开始感到更有力量和希望，因为他从不知道自己有什么问题的困惑转变为对自己有问题的功能模式的理解，因此，乔伊可以系统地对自己的问题进行修正。乔伊现在可以更好地与治疗师合作，更具体的干预措施将在第 7 章中介绍。

在下面的对话中，乔伊和治疗师讨论了个案概念化的部分内容，以及这部分个案概念化如何帮助他们更具建设性地理解乔伊的问题。

乔　伊：我有太多的事情要做，但我的状态不适合做任何事情。

治疗师：你是指与你的老板讨论公司重组、参加工作会议、寻找新工作之类的事情吗？

乔　伊：还有试着和我哥联系，预约几周前我说过要去看的牙医，帮助邻居举办这周六的社区聚会，所有这些事。焦虑只会让我僵住，这太可悲了。

治疗师：我知道你现在对自己很失望，我能理解你对所有这些你想做的事情的担忧，但我想知道你是否能试着总结你的想法是如何在这些问题中发挥作用的，而不仅是责备自己。我们曾谈到，试着理解你的一些信念，它们在你的问题中起着重要作用，你还记得吗？

乔　伊：这又回到了"无助"的问题上，我只是觉得，反正我也无能为力，所以做任何尝试好像都是徒劳。然后我预料会有最糟糕的事情发生，它一直在我脑海中萦绕，然后我就感到越来越焦虑，直到甚至不能再思考我的生活，只希望自己能"失忆"。

治疗师：那时候你有喝酒的冲动吗？

乔　伊：要么喝酒，要么就去睡觉。这一切都太愚蠢了。社区聚会有什么大不了的？为什么我不能振作起来？

治疗师：哇，你对自己太苛刻了。听听你和自己对话的方式。相信我，我同意你的观点，如果你能做到你刚刚提到的所有事情，包括提前解决你工作中的问题，那确实会更好。但是我认为如果我们先从理解你的困难开始，而不是批评自己，我们会取得更多的进展。比如你经历的这种无助感，并不是凭空而来的。你什么时候从哪里学会的？

乔　伊：嗯，我知道在我的成长过程中，我对家里发生的事情无法控制。唯一可以预料的是，一切都无法预料。现在我的公司正在重组，我也无法控制。

治疗师：我知道你在成长过程中感到无能为力和脆弱，但你还是以某种方式挺了过来，完成了学业，开创了事业。对我来说，这听起来不像"放弃"。听起来更像是，你认为你无能为力，坏事总是会发生，但不知何故你能够做到，并取得了一些不错的成就。我认为现在也是这样。你认为你不能帮助自己，但实际上有证据表明你有处理和解决问题的技能和经验，尤其是如果我们能共同努力减少你的酒精摄入量。我们需要帮助你找到一个更好的方法来处理焦虑。你对这个概念化怎么看？

乔　伊： 我明白了，有道理。当我开始怀疑自己时，一切似乎都变得一团糟，但事实是，所有这些情况只是触动了我的敏感点，如果我像你说的那样一步一步地走，我可能会处理好这些事情。

治疗师： 我同意。我认为你比你通常认为的更有能力。你对于我刚刚说的酒精问题怎么看？

乔　伊：（笑。）是啊，我听到了；我只是选择了无视而已（又笑了。）。哦，我知道你是对的，因为我的家人总是说喝酒没什么大不了的，"这只是一种应对生活压力的方法"，但我觉得，他们满嘴（脏话）。不过，如果不能喝酒，我将如何应对压力和人际关系呢？？有什么灵丹妙药（笑。）？

治疗师： 没有灵丹妙药。一个好计划就足够了。如果你愿意，我们现在可以开始共同制订这个计划。但首先，我想知道你对我们试图对你的心理问题做出解释的方式，以及它们如何相互关联的方式有什么看法。你觉得，哪些部分从你的角度来看是准确的，哪些部分似乎不准确，还有哪些部分如果我们再讨论并澄清一下，才似乎更准确。乔伊，我非常重视你关于这个问题的反馈。

关于来访者的功能和治疗反应的假设和预测

　　良好的个案概念化为治疗提供了路线图，同时也提醒治疗师治疗过程中可能会遇到减速带和弯路（Sperry，2010）。就乔伊而言，个案概念化有助于治疗师认识到一些需要解决的主要问题，包括乔伊的易感性（例如，对即将到来的灾难的预期）和无能感（例如，对处理具有挑战性的生活情况的无助感），这反映在来访者的高度焦虑、倾向于灾难化思维以及倾向于用自我调节来应对问题而不是直接解决问题的特点上。乔伊不喜欢谈论自己（他认为他很无聊，没有什么可说的），并且他回避去看家庭医生和牙医，令人惊讶的是，乔伊居然开始了认知行为治疗，这是值得注意的。治疗师需要意识到，乔伊可能会突然提前退出治疗的现实可能性。因此，治疗师需要尽快制订一个行动计划，同时给乔伊尽可能多的积极反馈，以增强他的信心。

　　尽管在治疗中减少乔伊的酒精摄入量是一个非常重要的优先事项，但治疗师也需要留意并对乔伊关于减少饮酒的后果的担心保持共情。例如，乔伊可能认为他的焦虑会加剧，并且他认为自己将无法像现在这样参与本就不多的社交活动。因此，乔伊的这些顾虑需要解决，乔伊需要学习使用非酒精的替代方法来让自己感觉更好（例如，更积极地锻炼身体），他将需要练习与同事或邻居进行更多的交谈（通过会谈期间的角色扮演和现实生活中的逐级家庭作业进行）。评估中缺少关于约会这个主题的讨论，而这可能代表了一些重要的"数据缺失"。孤独一直是乔伊生活中的主题（被父母忽视，成年后独自生活，不让人们了解他，预期他的哥哥鲍勃不想再和他联系），但他也相信，他无法给他人提供什么。治疗师应该首先寻找机会让乔伊参与讨论孤独和亲密的相关问题。这可能对乔伊的评估和干预非常重要，但讨论这个问题也可能加剧乔伊的焦虑，以至于他可能希望终止治疗。治疗师需要谨慎地处理这个话题，尊重乔伊是否讨论这个话题的自主权。同样，哥哥鲍勃也是个敏感的话题，但这可能是一个比约会和亲密问题更容易提出的话题，也许可以优先讨论。

　　在下面的对话中，治疗师介绍了与乔伊的讨论，讨论到目前为止他们共同面临的治疗障碍。请注意对话中治疗师的尊重语气，因为治疗师需要尽可能地不激活乔伊的易受伤害图式和（或）无能图式。

治疗师：我在想你上次会谈时说的话，你想和鲍勃联系，但由于工作压力太大，你最终打消了念头。如果我没记错，你当时的理由是，如果你分心去重新联系鲍勃，你就不能全神贯注地处理更重要的问题，比如与你的老板谈谈和找新工作。

乔　伊：你这么说真是太客气了。我想我说的是，如果我同时处理这两件事，我会非常焦虑，我会变成一个废物（大笑。）。

治疗师：嗯，我同意，我们应该尽可能多、尽快解决你的担忧，但我们也不要试图一下迈太大步。我们希望你能从认知行为疗法中获得最佳治疗效果，同时"副作用"尽可能小。

乔　伊：对，所以我想在了解我的工作情况会如何发展之前，可以把鲍勃的事先暂时放在一旁。

治疗师：嗯，如果你想专注于处理你的工作情况，比如准备和老板谈谈，参加工作会议，找份新工作，我觉得这样挺好。只是我在想，是不是真的要等到工作情况确定下来了，我们才能进入下一个有挑战性的话题呢？我不希望看到，你因为低估我们一起能做的事情而浪费宝贵的时间。

乔　伊：我不知道你在说什么。

治疗师：我的意思是，我想帮助你利用治疗，我承诺尽我所能帮助你达到治疗目标。我注意到的是，你常常不自信——这是我们讨论过的不胜任图式——你会妄下结论，认为自己无助，或者像你几分钟前提到的那样，认为自己"是个废物"。这是你倾向于看待自己的方式，你毫不怀疑地接受它，然而我认为你也许能超越对自己的期望，改善自己的形象。

乔　伊：比如现在就来处理鲍勃的事？

治疗师：好吧，我们先谈谈这个问题，这并不是生死攸关的情况。我只是建议，你对自己的看法本身就是一个我们需要在治疗中努力解决的问题。改善你对自己的看法的方法之一是逐步尝试一些你认为自己做不到的事情，比如联系鲍勃，减少饮酒等。但是我们作为一个团队，我想知道你对这件事的想法。让我们看看我们能否找到一些共同点并取得进展。

乔伊的心理生存史为他克服目前的困难提供了希望。通过提高他的问题解决能力、活动水平、沟通技巧，以及改变那些源于适应不良图式的消极自我对话，乔伊可以在减少焦虑、烦躁、孤独以及饮酒方面取得显著进展。

具备胜任力的治疗师积极搜寻额外数据

当治疗师运用良好的提问和倾听技巧时，他们会在治疗过程中不断了解关于来访者的更多信息，这些额外的信息将为个案概念化增添丰富性。这种信息可以是关于来访者的个人史（例如，经历了之前未透露的创伤），或来访者的当前生活状况（例如，与成瘾行为做斗争），甚至可能涉及来访者对治疗和治疗关系的矛盾、消极或其他复杂的反应。当治疗师开始确定这些信息时，他们必须非常慎重地处理，以便这些信息成为理解和帮助来访者的潜在有用部分，而不是增加来访者的羞耻感或加剧来访者对受到惩罚的恐惧。

具备胜任力的治疗师会意识到，对来访者来说，向陌生人透露他们经历中的痛苦需要极大的勇气和信任，即使这个陌生人看起来很友善并且拥有专业资质。因此，具备胜任力的治疗师会认识到"数据缺失"的现象，即来访者不会提供关于其临床问题的所有相关信息，这可能是由于来访者的羞耻、恐惧、无意识、不可告人的动机（例如，当他们滥用治疗以获得不能公开的个人利益时，见 Newman & Strauss，2003）或以上多种原因并存。

下面的逐字稿展示了乔伊的治疗师为了寻找关于乔伊个人生活的缺失数据所做的努力。请注意治疗师是如何给出理由，如何尊重乔伊作为来访者的自主决策权，如何试图以慎重的方式提问，如何使用个案概念化，以最准确的共情和建设性的方式精心设计对话的。

乔　伊：不得不搬到另一座城市的想法对我来说就是不现实的。这也是为什么我如此担心被告知留在公司的唯一办法就是调岗。

治疗师：我知道你现在住的地方让你感到很舒适，和邻居相处起来也很融洽，你不想离开。（察觉到这是潜在的机会来询问乔伊尚未讨论过的恋爱史。）除了地点本身的原因之外，是否也有你特别亲近的人，比如某个你正在约会或者想约会的人，你不想离开的人？

乔　伊：（大笑。）

治疗师：真的，乔伊，我不是在说笑。我只是想知道为什么搬家对你来说很难，恋爱关系可能是其中一个原因。但是我也很好奇你为什么因这个问题而大笑。你此刻在想什么？

乔　伊：没什么，不用担心。我并不是在嘲笑你。

治疗师：我知道。我没往心里去。我只是觉得我的问题触动了你。

乔　伊：真的，没什么大不了的。我只是不想搬家。

治疗师：我明白你的意思。（停顿。）然而，我必须承认，我很好奇，为什么我们从来没有谈论过爱情这个话题。我不知道你曾经与谁约会过，你在生活中有过什么亲密的人和亲密的经历，以及这些经历对你的情绪、自我形象、对未来的希望等产生了什么影响。所以我才问你有没有和谁约会。

乔　伊：（保持沉默，看向别处。）谈这个话题对我来说不容易。

治疗师：（平静地，富有同情心地。）你想谈谈吗？

乔　伊：我不知道。我从不谈论它。它只是一片荒芜。

治疗师：那是一片荒芜。哇。听到这个消息，我很难过。你是说你现在是单身，而且很长时间都是单身吗？我知道孤独感是你生活中的重要主题。你是在告诉我，你从来没有恋爱过吗？

乔　伊：答对了（看向别处。）。

治疗师：（停顿……）乔伊，你现在在想什么，有什么感觉？

乔　伊：我觉得自己很可悲，很奇怪，你一定也这么想。

治疗师：我现在不得不告诉你，这和我想得有多么不一样。我只是想设身
　　　　处地地为你着想，这样我才能理解你的感受。起初，我想以为你
　　　　可能是同志，但还没有出柜。

乔　伊：天啊，不要有那种想法。天啊。

治疗师：好的，好的，我明白了。如果你是同志，对我来说也没什么大不
　　　　了的，但现在我明白了你从未有过性行为，这让你很困扰。

乔　伊：别这么想！我有过性行为，但这并不代表什么。我从来没有真正
　　　　地交过女朋友，有时候我担心自己永远也不会有真正的爱情。

　　此时，治疗师排除了把来访者的性取向作为个案概念化的相关文化因素。
但是很明显乔伊对自己没有女朋友感到羞耻，这对他的诊断（他是否也符合社
交焦虑症的标准？）、个案概念化（他是否也有不可爱的图式？），还有尚在形
成的治疗方案（乔伊是否希望与人约会？）都具有潜在的重要性。在稍后的会
谈中，他们进行了以下对话。

乔　伊：我不知道我能给别人什么。

治疗师：这是你以前说过的话。这代表你对自己的贬低看法。这种看法似
　　　　乎太极端了，也没有必要，但我感觉，你对此深信不疑。你觉得
　　　　你是如何对自己产生如此强烈的负面看法的？

乔　伊：我不想事事都怪罪父母，太无聊了。

治疗师：那就别怪罪他们了，只是如实地说明情况就好。原因是什么，影
　　　　响是什么？你自己如何解释你不能建立关系的感觉？

乔　伊：我想我还没有深入思考过这个问题。只是我一直以来有一种感

觉。当我不能和我的朋友们上同一所学校时，我就会有这种感觉，我从来没有觉得自己融入我就读的公立学校，但这可能是我的错，因为那些年来我只是自怨自艾，从来没有做过任何事情来改善情况。尽管有些女生喜欢我，但我一直独来独往。现在我错过了机会，一切都已经太晚了。

治疗师：乔伊，我完全理解你有遗憾，但我真的认为我们需要重新审视"一切都已经太晚了"这个想法。我们已经谈到了你对于改善自己处境的无助感，现在，对于这个话题，可能又在发生同样的事情。我想知道你是否会愿意考虑把这个话题列入我们的议程。

在接下来的部分，我们将根据不断发展的个案概念化，探讨乔伊和治疗师形成目标清单的方法。

从个案概念化到治疗计划

正如我们所见，当治疗师基于 CBT 模型，对来访者的问题、个人优势和应对机制之间的关系做出假设时，在来访者的个人史和当前生活状况的背景下评估得出的来访者当前的问题清单就变成了全面的个案概念化。这是治疗计划的基础，治疗计划基本上由目标和实现这些目标的任务或方法组成。由于"目标"和"任务"的一致性是积极、有建设性的治疗关系的关键组成部分（Bordin，1979），具备胜任力的治疗师会邀请来访者就诸如"我想通过什么方式来改善自己和生活？""为了实现这些目标，我需要学习和利用哪些心理技能？"和"我如何知道我正在取得进展？"等问题进行交流。

目标

设定目标本身可能是第一个主要的干预措施，因为它要求来访者和治疗师开始合作，以确定和瞄准来访者最需要改善的重要指标。治疗师和来访者在这些问题上意见不一定能达成一致，比如乔伊的治疗师认为将恋爱话题列入议程是有益的，而乔伊自己认为这对他来说"太晚了"，他"没有什么可以给别人的"。然而，重要的是，治疗师从一开始就尽可能与来访者合作，以找到共同点，因为有研究表明，治疗初期对于目标的一致性治疗结果的临床改善存在正相关（见 Dobson & Dobson，2009）。而合作既可以通过对来访者的既定目标表达共情来实现，同时可以通过努力为来访者的其他目标提供支持来实现。

鉴于有证据表明治疗初期的成功既是改善治疗关系的预测因素（DeRubeis，Brotman，& Gibbons，2005），又是积极治疗结果（Wilson，2007）的预测因素，那么如果治疗师能够立即确定一个或多个可管理的治疗目标，将是非常有益的，这既能减少来访者的情绪困扰，又能促进来访者的希望和自我效能感。而这通常是通过选择一系列具体、明确、对来访者有意义的诸多目标来实现的。

例如，在乔伊的案例中，他和治疗师一致认为，学习一些基本的减轻焦虑的技术会对他有所帮助，比如控制呼吸训练（他可以在治疗会谈中练习，也可以每天在家练习），改善健康、带来愉悦感和有建设性的活动（例如，参加邻里社区聚会），以及就他的工作情况进行一些系统性的问题解决（例如，与他的直接主管和人力资源部协商，探索新的工作机会作为后备计划，提出备选方案并权衡利弊）。治疗师选择的干预措施将首先针对这些领域，不过治疗师也会寻找让乔伊减少酒精摄入量的机会，因为据治疗师推测，这个问题可能是来访者的负面情绪和回避行为的维持因素。治疗师将通过与乔伊谈论其他可能的目标来推进这个过程，例如，联系他失联已久的哥哥鲍勃，与家庭医生和牙医预约并准时就诊（早就该做但一直拖延），以及开始与他人约会。治疗师意识到，乔伊的焦虑以及相关的易受伤害、不胜任以及可能存在的不可爱的图式，在遭遇这些潜在治疗目标时会被激发而变得严重，同时乔伊认为，面对生活中这些领域的问题没有什么好处。因此，具备胜任力的 CBT 治疗师会决定，不强求与来访者谈论这个问题，而是选择本着与乔伊合作的精神一起工作，在早期的工作中为他们达成一致的目标争取一些成功经验，并利用届时乔伊在情绪和自信心上的改善作为杠杆，来追求更具试探性（在某些方面也更具挑战性）的目标。需要注意的是，上述目标不仅是为了减轻乔伊的症状，还包括增加有意义的活动，帮助他获得更好的应对技巧，从而解决生活中的重要问题。

督导师应该向受训治疗师说明，刚刚上面提到的这一点非常重要，否则受训者可能会陷入这样的陷阱：他们与来访者仅就症状缓解的目标清单达成一致。请注意以下 CBT 督导师和受训者之间的对话，特别关注个案概念化如何在治疗计划中发挥重要作用。

受训者：我的来访者似乎生活很空虚。当我让她制定一个活动日程安排时，我很担心她花很多时间在独自参与的活动上，而这些活动很少给她带来掌控感和愉悦感。

督导师：你对她生活如何发展到这种状态的概念化假设是什么？

受训者：嗯，就像我们之前讨论过的，她似乎坚信"如果我有一个问题，我应该在生活中直接消除这个问题的根源"，她直截了当地这么说。

督导师：这种策略会产生什么意外后果？

受训者：就像我们之前看到的一样。如果她觉得和一个朋友相处有任何形式的困难，她就会把这个朋友从她的生活中剔除。当她在社区大学表现不如她所希望的那么优秀时，她就退学了。当她的锻炼计划不能按照她所期望的方式减肥时，她就停止。她只能不停地把生活中的事情一件一件地剔除。

督导师：现在，当你和你的来访者谈论治疗目标时，你会注意到什么？

受训者：所有的一切都是为了消除不适！无论从哪个角度看，她的主要目标似乎是从她的生活中剔除她不喜欢的东西，但她不会用任何东西来取而代之。因此，她的生活变得越来越空虚。

督导师：她变得更加沮丧，更加无精打采，面对挑战也越来越没自信。她越不自信，她就越不愿意尝试新事物来丰富自己的生活。就她的治疗目标而言，你能做些什么呢？

受训者：首先，我可以向她解释这个概念化，看看她对此是否认可。如果她看上去理解了，也许她会愿意谈论如何为她的生活增加一些新鲜的，并能够重拾信心的事情，至少理论上如此。

督导师：我同意。应该这样做。然而，我们已经知道，当她感到痛苦和疲惫，而减肥效果不够明显时，她就不再去健身房了。现在我们要求她在心理上"锻炼"，这可能是一项艰苦的工作，奖励可能是循序渐进的。你认为会发生什么？

受训者：她可能会放弃尝试。她可能会放弃任何她觉得困难的家庭作业。

督导师：她甚至可能完全放弃治疗。

受训者：那么我该怎么办呢？我觉得有点束手无策。如果她保持现状，她就不会有所改善，但如果我试图帮助她制定新的目标，她可能会放弃治疗。

督导师：你说得对。当前的治疗处境有些棘手，但至少你在概念上很清楚你面临的是什么问题。你如何利用这种理解，以一种特别感同身受的方式，向你的来访者提出你对新目标的想法？

受训者：我想，我可以先告诉她，我理解她感到空虚、孤独和绝望，这些感受强化了她的信念，即如果她出现问题，就应该把造成问题的事情从生活中剔除，因为她相信自己无能为力。但是我可以告诉她，我相信她有能力解决问题，而不仅是剔除问题的来源。我可以告诉她，我希望帮助她尝试一些新的生活目标，因为我为她感到难过，她的日子似乎很空虚，她对自己的未来几乎没有计划。

督导师：如果她只是说她做不到呢？

受训者：我可以保持共情，告诉她我知道这很难，但我可以说这是值得的，因为这关乎改善她的生活。我可以告诉她，我非常努力地想帮助她做到这一点，并在她想放弃的时候鼓励她继续努力。然后我可以邀请她和我一起工作，列出一个积极的目标清单。如果可能，我们可以从一个相对容易的目标开始。

督导师：我认为你是对的。试着和你的来访者一起制定目标清单，将其作为下一次会谈的议程之一。让我们看看效果如何。

任务或方法

接下来的章节主要涉及，治疗师在达成来访者的治疗目标中使用的具体技术。治疗师通过在会谈和家庭作业中介绍和使用 CBT 技术（见第 7 章），向来访者传达一个明确的信息，即他们将成为共同学习的合作伙伴，从而使来访者感觉更好并愿意向目标迈进。

在向来访者解释他们可能用来帮助自己的各种 CBT 技术时，治疗师介绍**理论原理**很重要，因为这样干预才有意义，才能达到建设性目的。以下是治疗师向乔伊解释，为什么要他为工作中的一次重要会议做好准备的理论原理。

治疗师：我并不是说这很容易，你应该"去"参加会议。我知道你对此很担心。我也不是说你应该毫无准备地走进会议室，尝试临场发挥。我想提出的建议是，我们尝试一下"认知和行为预演"技术。其中包括提前准备，运用想象力和角色扮演，这样当你参加会议时，你就可以更好地表现自己。

乔　伊：我不知道该怎么做。

治疗师：接下来，我很乐意为你详细解释，并和你一起完成。让我先给你一个概述，然后我们再谈细节。预演的认知部分是你设想你认为在会议中会发生什么，以及会在你脑海中闪过的想法。然后，我们试图帮助你思考更有建设性的想法，以及应对预计会出现的事情。预演的行为部分是通过我们的角色扮演，一起练习你认为将在工作会议中发生的互动场景，你就可以反复练习你想说的话，想说多少次就说多少次，这样你在真正参加会议的时候就会做好更充分的准备，更有信心完成整场会议，而不必那么焦虑。你对此有什么想法？

乔　伊：我不知道这有什么用。我无法准确预测工作会议中将会发生什么。我无法为每一种可能性做好准备，仍然会有不确定性，这让我感到焦虑。

治疗师：我同意你的观点，我们确实无法为每一种可能性都做好准备。你说得对。然而，你已经设想了最糟糕的情况，以至于你得出结论，你无能为力——又是你一贯的无助和不胜任的图式——你最好的选择是不参加会议。但通过进行认知和行为预演，我们可以帮助你有效地应对你已经预料到的最糟糕的情况，如此一来，你可以对自己说一些有建设性的话，你也可以找到一些有用的解决方法，并从这次练习经历中学到一些有用的东西。然后，你会发现有这样一种可能性：你压根儿不用处理最糟糕的情况，但提前做好充分的准备总是没错的。

乔　伊：不去开会更容易。

治疗师：我知道这更容易，但这对你更有帮助吗？你提到不确定性让你困扰，但是当你逃避会议时，剩下的只有不确定性。如果你参加了会谈，你将可以利用更多的信息，如果你做了认知和行为预演，你甚至可能会取得一些积极的进展。乔伊，你觉得呢？

乔　伊：理论上我明白你的意思，但这很难。

治疗师：我很乐意带你完成这些步骤，并和你一起努力，直到你觉得准备得足够充分和不那么焦虑为止。如果你决定开始，我们就开始。我知道你的工作会议很快就要举行了，我希望帮助你掌握一些良好的应对工具，以便你能尽可能顺利地参加会议并且表现不错。

基准测量

治疗计划包括使用量表，以衡量治疗师和来访者在实现后者的治疗目标方面是否取得了进展。这些可以是正式的、经过心理测量学验证过的自评报告问卷，例如定期评估来访者的抑郁、焦虑和绝望症状的不同种类的贝克量表。类似地，测量也可以是正式的诊断访谈，以评估来访者在特定诊断方面的进展。在不太正式的情况下，治疗师和来访者可以就观察到的行为指标达成一致。例如，如果像乔伊这样的来访者试图减少酒精摄入量，他可以每天监控喝酒的渴求冲动和实际摄入情况，测量他在渴求冲动和饮酒行为之间的间隔时间，记录他在考虑是否饮酒时的想法以及最后是否饮酒的结果。的确，这样的自我监控计划是艰巨的，但它允许来访者收集大量关于自己的数据，这使来访者能够评估他在多个领域的进展情况。这种监控计划还为了解来访者对治疗干预的反应，以及是否需要修改治疗计划和应该在哪些方面修改治疗计划提供了很有价值的信息。在下一章中，我们将更仔细地审视具备胜任力的 CBT 治疗师采取的具体干预措施，从而帮助来访者实现治疗目标。

◗ 本章重点

> · 具备胜任力的 CBT 治疗师要牢记，初始评估（即摄入性访谈报

告）只是理解来访者的起点，随着治疗的开始和进展，治疗师将收集新的临床数据，这将促使形成更完整的个案概念化，而个案概念化本身也是一项不断发展的工作。

- 良好的 CBT 个案概念化包括来访者的个人史（及其问题的发展）和当前状况（识别导致其问题的维持因素）；来访者症状的典型行为、认知、情绪和生理反应；以及他们的个人优势，呈现了一幅超越通用诊断的个人画像。

- 良好的 CBT 个案概念化具有良好的解释力（即生成关于来访者问题的假设）、治疗效用（即指导治疗师选择最有可能成功实现目标的干预措施）和预测能力（即强调治疗如何进行，包括预测实施治疗计划时可能遇到的潜在问题）。

- 鉴于 CBT 的合作精神，具备胜任力的治疗师会有技巧地与来访者分享个案概念化，征求反馈，并利用这些信息来强化治疗目标。

- 具备胜任力的 CBT 治疗师会尊重来访者的隐私（即使在治疗过程中！），但他们也会不断寻找可能的额外"缺失数据"，通过这些数据，治疗师可能会从迄今为止难以理解和解决的问题中找出答案。

- 良好的个案概念化有助于治疗师和来访者在制定治疗目标、治疗方法以及以何种方式测量来访者的进展等方面达成合作。

- 督导师在帮助 CBT 受训治疗师使用个案概念化来指导治疗方向中扮演着重要角色，比如提醒受训治疗师关注如何教授和培养来访者使用心理自助技能，而不是仅关注来访者的症状缓解。

第 7 章

实施认知行为治疗策略和干预

"我们不能用提出问题的思维方式来解决问题。"

阿尔伯特·爱因斯坦（Albert Einstein）

　　具备胜任力的 CBT 治疗师知道，如果干预措施是根据来访者的需要量身定制的，它们就会产生最大的治疗效果。为了证明这一点，本章将延续乔伊的案例，展示治疗师对干预措施的选择是个案概念化和治疗目标的自然延伸，并介绍治疗师如何处理那些可能干扰 CBT 方法成功实施的问题。与 CBT 干预相关的具体核心胜任力如下。

1. **建立并遵循治疗重点**。这一领域的 CBT 胜任力包括精心构建治疗议程，并认真遵循；在治疗过程中有意识地使用治疗计划作为指导；以及通过尽可能清晰地与患者沟通，来成功地构建治疗和调整治疗进程。

2. **应用特定的 CBT 程序**。具备胜任力的 CBT 治疗师会使用一系列"工具"，帮助来访者更加熟练和自信地理解和处理他们的行为、认知、情绪、生理感受和人际关系问题。正如我们将在后文中看到的，这些方法包括自我监控、认知重构（例如，理性反应、"箭头向下"技术、修改中间信念和图式）、行为激活（减少惰性、增加掌控感和愉悦感、行为实验）、减少唤醒练习（例如，放松和呼吸控制）、暴露于回避情境（包括对创伤性记忆的想象）、控制冲动技术（例如"延迟和分散注意力"）、解决问题、逐级任务、认知和行为预演，以及通过角色扮演进行技能训练（例如，自信果断、社交技能、沟通）。评价认知行为治疗师具有高水平胜任力的一个指标是他们能够使用引导性发现提问（也称为"苏格拉底式提问"），鼓励来访者积极参与到认知行为治疗中，并以合作和有效的方式向来访者传授新的治疗理念。此外，治疗师对 CBT 作业的有效设计和实施，可以使来访者能够巩固对各种自助技能的学习，并将这些技能推广到日常生活中。

3. **识别并解决治疗干扰因素。** 具备胜任力的认知行为治疗师调整自己的方法，以修复治疗关系中的紧张并改善合作关系。他们也会共情因外部问题导致治疗受到干扰的来访者，因此他们不会简单地认为"来访者实际上不想改变"。相反，他们尝试与来访者一起解决问题。具备胜任力的CBT 治疗师会用自己专业的表现吸引那些看起来很疏远或不太愿意接受治疗的来访者进入治疗。他们还知道如何处理那些干扰治疗计划但本身需要紧急关注的危机情况。

一方面，认知行为策略和干预可以针对来访者的诊断进行具体操作，例如使用 CBT 手册处理社交焦虑障碍等问题（例如，Antony & Rowa，2008）。另一方面，它们也可以针对来访者的跨诊断精神病理学过程（例如，回避行为、灾难化认知、问题解决能力不足、冲动行为）而制定相应的方案（Barlow et al.，2004；Barlow et al.，2011）。鉴于乔伊存在多种问题领域以及诊断上的模糊性，我们将采用后一种方法，即通过一系列针对其主要缺陷和功能障碍的CBT 干预措施来解决乔伊的主要问题。

建立和维持治疗焦点：结构、节奏和具体化

议程的重要性

在进行 CBT 会谈时，治疗需要遵循包含相关主题、任务和目标的议程，限制消极沉默和离题，从而向来访者传达"有用和有益的事情即将发生"的信息。这并不是说议程必须是严格死板的，也不是说在任何情况下，一些策略性的沉默或随意的谈话是没有治疗作用的。有些时候偏离最初设定的议程是恰当和正确的，例如当来访者突然提出一个需要优先讨论的紧急话题时（例如，自杀的想法）。同样，虽然通常将一次会谈保持其预定时长（例如，50 分钟）是一个好主意，但有些时候，允许一些"伤停补时（injure time）"是最有同情心的做法，例如当来访者一反常态地带着强烈的情感，深入地讨论某些事情时，此时额外的 5 分钟或 10 分钟可能特别有帮助和启发。

以下是乔伊的治疗师提供的评论举例，旨在以友好的方式邀请乔伊一起设定议程和建立一些会谈结构。请注意治疗师是如何建立从上一次会谈过渡到下一次会谈的"桥梁"，将家庭作业纳入日程，并使用当前的数据为当前的优先事项提供信息的。

- "我在想，我们可以继续跟进你在上一次会谈中所做的那些出色工作。你还记得我们上次讨论的主题以及我们讨论的一些要点吗？也许这些话题也可以成为我们这次议程的主要内容，不过，如果你愿意，我们可以做一些修改或补充。"
- "在今天的议程中，我们一定要谈谈你的家庭作业。我很想知道你尝试了上次会谈提及的那些行为实验后是什么感觉，可以吗？你觉得，我们还应该把哪些列入今天会谈的重要议题清单？"
- "今天你想聚焦于什么？让我们做个计划。"

- "在本次会谈中，我们应该尝试讨论哪些最重要的内容？"
- "我注意到你的《贝克焦虑量表》评分，你在'害怕最糟糕的事情发生'和'害怕失控'这两个项目上得分较高。也许我们应该在今天的会谈中特别注意这些问题。你觉得呢？"

以下是乔伊的治疗师在注意到会谈偏离了议程或治疗重点时所说的话。

- "我在想我们最初的话题，刚刚我们有点跑题了。我们能再回到之前的讨论上吗？"
- "（试图自然地过渡和切入）你刚才说的话提醒了我，我们还是要谈谈你'在工作中更善于沟通'的例子，你在之前设定议程时提到过。我们来谈谈这个。"
- "我们剩下的会谈时间不多了，我希望确保我们不会忽略一些议程内容。让我们想想我们还有什么事情需要花时间去讨论，也许可以用剩下的时间来安排家庭作业。"

引出澄清和具体化

建立和保持治疗焦点的胜任力还包括从来访者那里获取相关信息的能力，即使是在来访者难以表达的时候。治疗师通常会问来访者一些发人深省的问题，而这些问题鼓励来访者反思、反省和解决问题。不用说，严格的提问——即使是以温和、亲切的方式——也会给可能感到精力耗竭和自信心不足的来访者带来一些压力。因此，当 CBT 治疗师提出有用的临床问题时，来访者通常的回答是"我不知道"。而当这个答案出现得太频繁时，它可能会阻碍和拖延治疗过程，并可能会增强来访者的依赖感、无助感和挫折感。因此，在 CBT 中，具备高水平胜任力的治疗性提问的标志之一是治疗师通常**不会接受来访者**

把"我不知道"作为答案。相反，治疗师会共情来访者的困难，但随后鼓励来访者进行一两次有根据的假设，以及鼓励来访者养成提出假设的习惯，即使一开始他觉得难以给出答案。

同样，为了更好地理解来访者，并设计满足他们需求的干预措施，治疗师需要尽可能清楚地了解他们的问题。然而，如上所述，来访者有时很难清楚地表达他们的问题，从而在建立和保持治疗焦点的过程上出现阻碍。因此，CBT治疗干预的胜任力之一是治疗师引导来访者明确他们那些模糊的言语中的想法，他们的生活中正在发生什么，以及他们的具体需求是什么。在下面与乔伊的简短对话中，治疗师帮助来访者将问题从笼统、模糊变得具体和清晰，这也展示了一种胜任力。注意治疗师的评论很简短，节奏轻快，并含蓄地鼓励乔伊给出更多信息。

治疗师：听到你说感到非常无精打采和无聊，我很难过。你过去做过哪些让你感到自豪或快乐的活动？

乔　伊：让我有动力的事情。

治疗师：比如……

乔　伊：只要不是长时间躺在床上或一个人待在家里。

治疗师：举一两个例子？

乔　伊：去健身房，参与社区活动，那些我现在做不到的事情。

治疗师：你认为是什么原因让你做不到？

乔　伊：我没有精力。我对自己失去了信心。我太忧虑了。

治疗师：因为……？

乔　伊：我想，可能只是我的态度太差了。

治疗师：关于这种态度，通常你会对自己说什么？

乔　伊：比如"努力有什么意义？反正都没什么意义。反正我迟早会被生活打败"。

> **治疗师**：难怪你会感到如此无聊、沮丧和与当下的生活脱节。这些想法真的很令人泄气。既然你已经如此地清楚地将它们识别出来，也许我们可以仔细地审视这些想法，并对它们进行一些评估。

在上面的例子中，治疗师的简短提问有助于推动对话，并引出来访者对问题的描述，使干预目标变得更加明显，例如乔伊之所以回避有建设性的活动，是因为他认为"努力没什么意义"，他"反正迟早会被生活打败"。请注意，治疗师是如何给乔伊一些积极的口头肯定，从而鼓励他参与对话和为会谈议程提供一些有用的材料的。

应用具体的 CBT 操作

CBT 治疗师可以向来访者提供大量的"工具"，以便让他们学会更客观和更有建设性地了解自己，更有效地应对问题，并拓展更有效的应对技能。这些工具包括与我们称之为"CBT 技术"一词相关的方法体系。许多书籍详细描述了这些技术，具备胜任力的 CBT 治疗师熟悉其中的许多技术，并将它们作为治疗的核心内容（例如 A. T. Beck et al.，2004；J. S. Beck，2011；Bennett-Levy et al.，2004；Dobson & Dobson，2009；Freeman，Felgoise，Nezu，Nezu，& Reinecke，2005；Greenberger & Padesky，1995；Leahy，2003；Leahy，Holland，& McGinn，2011；Ledley et al.，2010；Martell et al.，2010；Neenan & Dryden，2004；O'Donohue & Fisher；2009；Wright et al.，2006；Young et al.，2003）。下面是一些最常用的 CBT 技术的简单示例。结合它们在乔伊案例中的应用，下文展示了它们是如何形成一个全面的治疗计划的。后面的部分将会更详细地介绍如何胜任地使用引导性发现以及 CBT 家庭作业。

自我监测

具备胜任力的 CBT 治疗师通常教他们的来访者的第一项技能是如何"采集"自己的数据，从而开始用客观的社会科学家的视角来看待自己的问题，并形成"合作经验主义"的 CBT 方法。乔伊学会了跟踪他的高度焦虑和饮酒情况。他写了一篇日志，记录下他注意到自己焦虑增加的情况，包括情境、自动思维以及对这些思维的行为反应（例如，他是否停下工作？他是否饮酒？）。在另一项技术中，乔伊会检查他的自动思维，并试图修改它们（见下文）。乔伊还用日志来记录他喝了多少酒，在哪些情况下喝酒（例如，和他的朋友一起时；独自睡觉前），以及喝酒后导致了什么后果（例如，他第二天上班迟到了吗？）。乔伊使用主观评估量表（如0—100）来衡量他对某些情绪的体验程度，或对喝酒冲动的感受程度，或对自动思维（及其随后的理性反应）的信任程度。通过这些量表的评分，乔伊能够注意到自己的功能变化。

放松和呼吸控制（减少生理唤醒的方法）

为了缓解交感神经系统活跃度升高的症状（即减少出汗、紧张和胃肠道症状），乔伊学会了如何通过舒适地坐着、闭上眼睛、想象愉快的场景（如在海滩上）以及缓慢的横膈膜呼吸来放松。他每天练习 2 次（每次 10 分钟），并被要求在有焦虑想法时和产生了用喝酒来调节焦虑的冲动时使用这种方法。

行为激活（安排活动日程；对活动的"掌控感"和"愉悦感"评分）

鉴于乔伊的快感缺乏和社交退缩的症状，治疗师帮助他安排了一些能给他成就感（掌控感）和愉悦感的活动。起初，乔伊婉拒了，他说他没有动力，但是治疗师解释说，有时候，行动先于动机，通过做他过去喜欢做的事情，乔伊也许会重新激发他的兴趣。乔伊在每日活动计划表上跟踪自己的活动（J. S. Beck，2011），并在"掌控感"（例如帮助邻居做修理工作）和"愉悦感"（例如和两个同事去喜剧俱乐部）两个维度上对活动进行评分（0—10 分）。随着乔伊变得更加活跃，他随后参与了更具挑战性的任务，比如回到健身房、参加工作午餐会，而不是在工位吃饭。

行为"实验"

与行为激活方法相关，这方面的干预可以用以下指导语加以总结："想一想你本可以做但却因为消极假设或低动机而一直逃避的事情；试着去做一做，亲眼看看会发生什么，然后将这个结果与你最初的期望进行比较。"乔伊将这种干预应用到他生活的方方面面。例如，乔伊认为他的朋友会因为他喝酒少而责备他，但他做了一个行为实验，解释说他"根据医生的建议，需要减少饮酒量"，结果发现，只要乔伊仍然愿意社交，他的朋友们真的不在乎他喝多少酒。此外，作为行为实验，乔伊参加公司所有的规划会议，尽管他很想回避这些会议，因为担心这只会让他感觉更糟。乔伊发现，他很高兴自己出席了会议，因为他对公司的发展前景有了更好的了解，也更清楚为了留在目前的岗位，他需要做些什么。然而，有一个特殊的行为实验——给他失联多年的哥哥鲍勃发一封电子邮件——乔伊起初觉得太难了，因为他预期自己会被忽视，这是他不能容忍的情境。乔伊在理论上同意，如果有机会能验证他的以下假设："鲍勃会拒绝我，而我将无法应对这样的拒绝"，将对他很有成效。然而，乔伊选择做一项"逐级任务"（另一项众所周知的 CBT 技术），包括写一封模拟给鲍勃的信，然后在与治疗师的会谈中阅读，就像他在面对面和鲍勃说话一样。这项任务将为乔伊提供一项暴露练习（另一项重要的 CBT 技术，见下文），让他直面与家庭创伤和丧失相关的认知和情绪，并为现实中与鲍勃沟通的尝试铺平道路。

暴露练习

在乔伊的生活中，他特别回避两个领域，一个是他多年来都没有做过医学检查或牙科检查，另一个是他不愿意"放开自己"去尝试约会。在乔伊同意在上述两个生活领域做出改变后，治疗师向他解释说，一种可能很有效的 CBT 技术是在这些回避情境下进行"逐级暴露"。例如，乔伊先浏览当地家庭医生和牙医的网站，然后打电话询问他们的营业时间以及接受哪些保险，然后预约（要提前很久），接着开车去诊所，进入就诊大厅，暴露于每个场景、声音，甚至气味，最后就诊，同时利用认知重构方法（下文将结合其他问题的背景描述）。在约会方面，乔伊先浏览一些约会网站，然后选择其中一个，撰写自己的个人资料，接着与一些符合条件的女性在线互动，同时用放松技巧和认知重构来控制自己的焦虑情绪。

认知重构（理性反应）

乔伊利用他的焦虑或情绪低落作为线索，学会了识别自己的自动思维："我现在的思维中一定有令人不安的事情发生"。他将自己的自动思维记录在自动思维记录表（Automatic Thought Record，ATR）中，利用一系列关键问题来修正他的焦虑和抑郁思维，并生成理性反应（见表 7.1）。其中一些问题包括："有什么证据支持或反驳我的想法？""我还可以从哪些其他角度来看待这种情况？"和"我能采取什么建设性的行动来处理这种情况？"。除此之外，乔伊练习使用自动思维记录表的次数越多，他就越擅长减少灾难化思维，提高建设性解决问题的能力（见下文）。

表 7.1 自动思维记录表

当你注意到情绪变得更糟时，问自己"此刻心里正在想什么？"，尽可能在"自动思维"一栏记录下想法或心理意象。

日期/时间	情景	自动思维	情绪	替代反应	结果
	1. 什么事件、白日梦或回忆导致了不愉快的情绪？ 2. 你有过什么（如果有）令人痛苦的身体感觉吗？	1. 你心里闪过了什么想法或意象？ 2. 你当时对这个想法或意象的相信程度如何？	1. 你当时的情绪是怎样的（悲伤、焦虑、愤怒等）？ 2. 情绪的强度如何（0—100%）？	1.（可选）你当时有什么样的认知歪曲（例如，全或无思维、读心术，等大）？ 2. 用下面的问题来回应那些自动想法。 3. 你对每种反应的相信程度？	1. 你现在有多相信每个自动思维？ 2. 你现在有什么情绪？强烈程度如何（0—100%）？ 3. 你将要或已经做了什么？
周四、下午、在办公室	1. 我收到了一个参加"特别会议"的邮件。 2. 出汗，发抖。	1. 这是坏事，他们从来没有开过特别会议，除非发生了紧急或重大的事情变糟。我不想着看这些要变的方向改变，我不想处理这些事情（相信程度 90%）。 2. 如果我去参加这个会议，我会非常紧张，而且每个人都会知道。我会显得很像服药，很难掩饰。无法为自己辩护或发表自己的意见，我看起来就像一只屠场的代羊（相信程度 80%）。	1. 焦虑（100%） 2. 羞耻（50%）	1. 我是在妄下结论，小题大做。我给自己贴上了"要服药"的标签，在读别人的心思。 2. 即使是坏消息，我也为此做好了准备，所以这不会意味着世界末日（相信程度 60%）。其他素不会这么做的人也不会这么评判我，所以我也不会感到这么不安，会因为我的担心为会而来议的内容。（相信程度 95%）。	1. 想法 第一个：40% 第二个：10% 2. 情绪 焦虑（60%） 羞耻（10%） 3. 行为：我会去参加会议，如果我有需要，我会准备好我要说的内容。

有助于产生替代反应的提问：

(1) 自动思维的支持证据是什么？反对证据是什么？

(2) 有没有替代解释？

(3) 可能发生的最糟糕的情况是什么？我能怎么应对？最好的结果是什么？最现实的结果是什么？

(4) 如果我相信这个自动思维，会产生什么影响？如果我改变了这个自动思维，会产生什么影响？

(5) 我该对此做些什么？

(6) _____（某个朋友的名字）在这种情景下有这种自动思维，我会告诉他什么？

© J.Beck（1995；2011）。改编自 Cognitive Behavior Therapy: Basics and Beyond（2nd ed.），Guilford Press，获得使用许可。

"箭头向下"技术——发现中间信念和图式

乔伊学会了如何探索自己的自动思维，从而确定这些思维背后的信念或图式。对乔伊来说，情绪反应似乎与当时的情况（尤其是当他回顾当时的情况时，生理唤醒较少）不相称是一个线索，当这个线索出现时，他就会使用"箭头向下"技术。乔伊首先识别一个自动产生的思维，然后问自己一些问题，比如"之后会发生什么？"或者"那意味着什么？"去探究隐藏在表面想法下的潜在问题。图 7.1 展示了乔伊构建的"箭头向下"技术，引出了他易受伤害的图式。

自动思维："这次会议将公布公司重组的内容，这对我来说将是个坏消息。"*然后会发生什么？*

"我可能不得不接受降薪，或者调岗，甚至可能丢掉工作。"*然后会发生什么？*

"我处理不了这些事。我要么无法胜任新的岗位，要么面临失去住处的风险，要么不情愿地去一个陌生的新地方，那里的人我都不认识，要么我无法振作起来找新工作。"*然后会发生什么？*

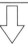

"我最终会崩溃，无法工作或重新找到工作，然后我就没有钱，没有地方住，没有生活的方向感和目标。"*这意味着什么？*

"我将彻底无助。这将证明，无论我做什么，我都无法阻止坏事发生在我身上。这意味着我的生活就是一个接一个的灾难，而我却无能为力。这意味着我所熟悉的一切都将不复存在，我将没有任何退路。"

图 7.1　乔伊的箭头向下技术

修改中间信念和图式

在使用箭头向下技术后，乔伊发现他的灾难化假设和相关的焦虑和抑郁症状与他异常易受伤害的感觉有关，就像他小时候一样。然后，他采取了以下步骤来消除易受伤害图式，包括：（1）寻找他以前在处理困难生活情况方面取得成功的证据；（2）确定并写出他从这些过去应对经历中吸取的教训；（3）用解决问题的具体策略替换灾难化思维（见下文）；（4）在与治疗师的会谈中进行角色扮演练习（见下文），在该练习中，他必须通过对事实的有力论证来反驳他的图式；（5）使用先进的意象重构技术（见下文），理性地重新评估他在一个虐待和忽视的家庭中成长所习得的关于他和生活的一系列苛刻想法。

意象重构（理性回应）

CBT 领域最先进的技术之一是意象重构与理性反应相结合——这是一种经常与创伤工作相关联的方法（参见 Deblinger & Heflin，1996；Layden et al.，1993；Resick & Schnicke，1993；Young et al.，2003）。乔伊治疗的目标之一是减少他在童年时期形成的关于自己（例如，无助、脆弱）和世界（例如，不可预测、愚蠢、危险）的一系列信念的负面影响。在乔伊接受治疗并与治疗师建立了信任和良好的关系之后，治疗师向他介绍了意象重构技术。乔伊同意继续写下关于他最痛苦的童年经历的更详细叙述，然后进行放松练习（之前学过的），接着是进行"记忆之旅"的想象，通过这些想象，乔伊从最糟糕的记忆中获得的经验将被识别和修正。乔伊学会了在头脑中操控自己意象，这样他就可以想象在记忆中为自己口头辩护，并对他的个人价值和个人优势得出更成熟的结论——之后乔伊在自己的治疗日记中详细记录了这些结论。

"延迟和分散注意力"技术（预防饮酒的冲动）

乔伊同意将减少喝酒的行为作为治疗目标之一，尤其是把喝酒作为焦虑的"自我治疗"的行为。在他的自我监控练习中，乔伊得出结论，他独自一人思维反刍时喝酒的频率与和朋友社交时一样高。他下定决心要试着"克服对饮酒的渴望"，独处的时候不喝酒。在实施"延迟和分散注意力"的技巧时，乔伊的目标是在最初的喝酒冲动和实际喝酒行为之间增加尽可能多的时间，从10 分钟开始，逐渐增加到更长的时间，这时冲动通常会消退。在等待的时候，乔伊会进行一些能转移他的喝酒冲动的活动。这些活动包括，和邻居在户外聊天、锻炼身体、做家务、阅读、弹吉他或做视听娱乐活动（电脑、电视、音乐），还可以喝一杯无酒精的饮料。乔伊"独自喝酒"的情况明显减少，尽管他仍然倾向于和朋友外出时喝酒。我们对此设计了一个行为实验，即在社交时少喝酒（见上文）。

用问题解决代替思维反刍

乔伊和他的治疗师一致认为，乔伊会尝试自我监控他的灾难化、反刍性思维，并用与问题解决相关的活动来替代它。例如，乔伊通过利用肌肉紧张和胃痛作为线索，在进行重复、无意义的担忧时学会"抓住自己"。在这种时候，乔伊会有意切换到"问题解决模式"，在这种模式下，他会进行头脑风暴，写下一些想法，告诉自己应该做什么来守护自己的职业生涯（例如，与同事协商；多参与工作，少独处，让自己尽可能有价值；积极探索其他工作选择）；应该如何管理财务状况，这样无论工作状况如何，都有钱支付房租直到租约到期；在不外出喝酒的情况下与朋友保持联系。乔伊权衡了各种选择的利弊，制订了行动计划（例如，每天比平时早 1 小时上班；通过少喝酒来省钱；申请另一份工作），然后评估结果。乔伊越来越自信，精力越来越充沛，无助感也越来越少。

认知和行为预演

正如在第 6 章中提到的，这种技术包括治疗师帮助乔伊通过想象"经历"一个预期情境，在这个情境中，乔伊会产生显著的情绪困扰和负面期望。通过设想即将到来的工作会议，乔伊能够计划如何以他最具建设性的行为反应，来应对任何可能发生的问题事件。此外，乔伊可以追踪他对会谈的"热"（诱发情绪的）认知，以便在实际情况发生之前识别和修正他的悲观想法。

通过角色扮演进行技能训练

角色扮演是一种低成本、高收益的干预方式，在与来访者的会谈中以及在受训治疗师的督导中有许多潜在应用（Milne，2009）。角色扮演可让来访者反复模拟令其恐惧和回避的人际关系情境；增加获得技能的机会（如沟通技能、自信果断技能）；学习理性应对问题思维的创造性方法（例如，"魔鬼代言人"）；或以上技术的组合。角色扮演也可以有效地用于督导，督导师与受训者模仿与来访者的互动，从而使受训者做好准备，在培训过程中对来访者可能的反应做出更多样化、更自如的应对。

以下只是在会谈中恰当、有效地应用角色扮演的例子。

1. 当来访者一直在回避与生活中的某个人（例如，家庭成员、朋友、邻居、室友、爱人、同事、雇主、员工）交谈时，角色扮演为来访者准备和练习他们想说的话提供了一个安全的环境。之所以说它是安全的，是因为治疗师鼓励来访者，不会非建设性地批评来访者，并帮助来访者建立面对潜在具有挑战性的人际关系的技能以及帮助来访者练习沟通的技巧。此外，角色扮演可能提供了大量可重复的试错机会（而这在现实生活中几乎不可能），且不会造成任何实际的不良后果。如果来访者因自己的角色扮演表现不佳而严厉地评判自己，那么对来访者来说，似乎他们主观上认为角色扮演不安全。这就引出了角色扮演的下一个作用，如第 2 点所述。

2. 角色扮演有助于揭示来访者对自我效能、他人（包括此时此地的治疗师）的反应、模拟情境的结果或上述因素的组合的一些消极预期。例如，乔伊不愿意参加角色扮演练习，在练习中，他试图与一个叫"米兰达"的女邻居对话，他喜欢这个邻居，他希望在下一次"邻里守望"会议上看到她。当治疗师试图开始角色扮演时，乔伊只是耸耸肩，紧张地笑了。治疗师没有放弃这个练习，而是说："你似乎对这个角色扮演练习感到有点不舒服；是关于这个练习的什么想法让你犹豫不决？"乔伊的回答中包含"我不擅长这个"和"我不知道该说什么"。下面的对话展示了接下来发生的事情。

治疗师：你对自己的消极想法真的会妨碍自我表达。这太糟糕了。我认为你的生活中有一些有趣的事情，你可以非常恰当地，甚至引人入胜地谈论它们，但是如果你认为自己什么都不能说，我们就永远也不会知道了。

乔　伊：我只是一说到自己就很紧张。我想我会僵住，或者我会像一个喋喋不休的傻瓜一样继续说下去，而让每个人都感到厌烦。那是全或无的想法，对吧？我要说的是，我已经感觉不好了，如果我试图和米兰达说话，只会把事情搞得更糟。

治疗师：我明白你不想让事情变得更糟，我也坚定地认为我们的目标是让事情变得更好，这就是我想帮助你做的事。但是你有一种习惯，总是假设最坏的打算，比如，你预期要么会僵住，要么烦人地不停地谈论自己，正如你敏锐地指出的那样，这就是全或无的思维方式！但是乔伊，你能明白进行角色扮演练习不会有任何实际后果吗？这只是练习一项重要技能的方式，即使你遇到困难，我们也可以从错误中吸取教训，然后再试一次。做这个练习真的"没有任何损失"。

乔　伊：但我可能会觉得自己是个彻头彻尾的失败者。

治疗师：从我的角度来看，你做的任何让自己超越舒适区的事情——比如做治疗性的角色扮演——都是勇敢和高积极性的标志，这令我印象深刻。我为你感到难过，你这么快就把自己视为"失败者"，但我不是这么想的。

乔　伊：那么这种角色扮演是怎么进行的呢？我们应该怎么做？

3. 在"魔鬼代言人"技术中，治疗师解释说，他将扮演有负面想法的来访者的角色，而来访者则要求做出理性回应。在这种方法中，对治疗师来说，以一种准确且共情的方式表达来访者的思维是很重要的——在这种方式中，来访者思维的实质性和情感性内容被坦率但又敏感地展示出来。如果正确地练习，"魔鬼代言人"方法有助于来访者练习对最突出的适应不良想法做出理性反应，此外这表明治疗师一直在密切关注来访者的典型想法。在下面的示例对话中，乔伊被要求扮演他认为与米兰达交谈有好处的那部分思维，而治疗师扮演典型的乔伊这个角色，他有总说"不"的自动思维和信念，这些思维和信念会阻止他与喜欢的女性说话。

治疗师：（作为魔鬼代言人。）试图和米兰达说话真的没有意义。她不会对我感兴趣的。

乔　伊：（练习理性回应。）我不知道她会不会对我感兴趣。我从来没有试图和她说话，也没有在"邻里守望"小组中和她接触过。我只是假设这件事没有意义。我需要试一试，然后自己判断。

治疗师：（作为魔鬼代言人。）是的，但是如果我远离她，我就能避免出现张口结舌和出洋相的尴尬。

乔　伊：（练习理性回应。）这是最糟糕的情况。这不是最有可能发生的情况。你不能一辈子都抱着最坏的打算。有时候你要怀有一线希望。

治疗师：（作为魔鬼代言人。）也许是这样，但我只是觉得太脆弱，所以我不能把自己置于那样的场合。我不认为我能做到，在我的生活中我最不需要的就是又一次的失败经验，这会让我失去更多信心。

乔　伊：（退出角色扮演。）那正是我的感受。

治疗师：（也退出角色扮演，但鼓励两人再次回到角色扮演中。）不错，你抓住了重点，这是你在治疗中的主要主题之一——自我怀疑和感觉无能。这次练习是一个尝试新思维方式的机会，它能让你更相信自己，而不会让你觉得自己太脆弱而无法应对。让我们回到角色扮演中，继续尝试。你需要多少时间就花多少时间。

乔　伊：那你刚刚说了什么？

治疗师：没问题，我再说一遍。让我们再次从这个点开始继续角色扮演。（回到角色扮演中。）我怕我会失败，那只会让我对自己感觉更糟。

乔　伊：（回到角色扮演中。）如果你试着和米兰达交谈，那就已经成功了，因为你勇敢地做了一些你通常会回避的事情。你可以为自己的努力感到自豪。

治疗师：（作为魔鬼代言人。）但是当我尝试着去做的时候，我感到压力很大。

乔　伊：（练习理性回应。）你可以看到这是一个好的练习，你正在"健身塑形"，换句话说，你正在锻炼自己的心理肌肉。你可能会感到疼痛，但是你会变得更强大。

治疗师：（作为魔鬼代言人。）如果我想和米兰达交谈，结果却一事无成，你不会觉得我很蠢吗？

乔　伊：（练习理性回应。）当然不会！但最重要的是你对自己的感觉。这时你可以练习理性回应，公平友善地对待自己，这样你就可以在面对自己的不安全感时支持自己。

治疗师：（退出角色扮演。）做得好！你现在有什么想法？

乔　伊：（退出角色扮演。）我以为我会演不好，但我想我做到了。顺便说一句——你刚才扮演我的方式——我听起来真的那么可怜吗？

治疗师：噢，我的天！如果我给你带来这种感觉，我非常非常抱歉。我不想以任何方式取笑你。我只是想强调一下你的强烈恐惧。

乔　伊：嗯，你没做错什么。我只是不喜欢自己的这种样子。我看起来……我是说，你的表演确实看起来像我。我想我只是想改变我表现出来的样子。

治疗师：你已经在朝着目标迈进了，因为你在"魔鬼代言人"角色扮演中给出的理性回应非常有建设性，充满希望。现在你可以把自己的一些想法写下来，当你准备和米兰达一起参加"邻里守望"会议的时候，试着思考或阅读它们。你觉得怎么样？

乔　伊：这听上去仍然很可怕，但我离能做出尝试越来越近了。

4. 治疗师和来访者可以进行角色扮演，模拟情境来测试来访者在应对和沟通方面的实际技能。在下面的例子中，治疗师扮演米兰达，而乔伊试图练习他在与她会面时可能对她说的话。

乔　伊：（仿佛他刚刚选择坐在米兰达旁边。）嗨。你知道他们公布下个月的日程了吗？

治疗师：（扮演米兰达。）我想这是今晚会议讨论的首要问题之一。我这个
　　　　　月已经在那个街区巡逻 3 次了，我觉得有些人越来越不可靠了。

乔　伊：哦，很抱歉听到这件事。（停顿。）所以你在加班？这似乎不应该。
　　　　　（停顿。）如果再发生这种事，告诉我一声，我会帮你顶班，这样
　　　　　你就能休息一下。

治疗师：（扮演米兰达。）你真是太好了，但你不必这么做。

乔　伊：谢谢你这么说，不过就当这是个可能的提议吧。（停顿。）不过如
　　　　　果他们把我们安排在一起，商量这些可能都没有意义！那我们就
　　　　　得一起巡逻了，我们俩谁都不能帮对方顶班了。

治疗师：（扮演米兰达。）有可能！

乔　伊：是啊，所有偷懒的人都会退出，然后就只剩下你和我这两个最尽
　　　　　责的人了！如果真是这样，我也不会介意的。

治疗师：（扮演米兰达。）谢谢你这么说。让我们看看最后会怎么样吧。

然后治疗师退出角色扮演，对乔伊做了一个简短的总结，内容如下。

治疗师：乔伊，太棒了！我以为你的角色扮演过程会很不顺利，但刚刚你
　　　　　和米兰达的谈话真的很愉快。你没有被吓得僵住了，也没有像你
　　　　　担心那样的令人无聊或讨厌。

乔　伊：我敢说我真的很尽责。

治疗师：事实上，你在赞美自己的同时，也赞美了米兰达。这很合适，也
　　　　　很好！我不认为你缺乏谈话技巧，乔伊。我认为问题在于你对自
　　　　　己的负面信念，你被它们束缚住了。如果我们能改变你这方面的
　　　　　观念，你在社交生活中可能会比你想象得更成功。

乔　伊：但如果米兰达已经有男朋友了呢？

治疗师：那太遗憾了，但那是另一个问题。现在我们只是在谈论你是否有能力成为一个友善健谈的人，与你喜欢的女性建立关系。我真的觉得有希望。你觉得呢?

5. 角色扮演也可以用来让来访者重现他们生活中的重要时刻，无论是使用现实主义（即试图重现实际发生的事情），以便根据当前的知识和治疗目标来解释事件及其影响，还是使用意象重构技术（见上文），即来访者有意改变事件的过程，以获得更多的自主感以及认知 – 情绪去融合（cognitive-affective resolution），或者两者兼有（见 Layden et al.，1993）。

对上述所有示例技术的回顾表明，如果个案概念化和治疗计划设计得当，这些技术是如何互相紧密结合的。这些技术不是完全独立和不同的活动——它们是同一幅拼图的不同碎片，而在稳固的治疗关系下，实施这些技术最终能够组成清晰的图画。

引导性发现（苏格拉底式提问）

对 CBT 治疗师来说，最难掌握的方法之一是被称为"引导性发现"的技术，也被称为苏格拉底式提问（见 Overholser，2010）。引导性发现的特点是帮助来访者思考关于他们自己和生活中发人深省的问题，使他们学会更有建设性、更灵活和更独立地思考。引导性发现是一种不同于上一节中提到的 CBT 方法的技术，因为它不是单个技术，也不被情境所局限，更多代表了与来访者沟通的一种更整体的风格。以下是可以使用引导性发现的临床情况案例。

1. **来访者声称没有想法，或者难以确定或描述他们经历的重要方面**。遇到这种情况时，治疗师如果能提出一系列问题，使认知评估听起来更像随意交谈，将非常有用。这些问题可能包括：

- 你对此有什么看法？
- 那一刻你脑中闪过了什么念头？
- 那一刻你有没有想到什么？如果想到了，那是什么？
- 你从那种情况中学到了什么？
- 既然你已经描述了发生的事情，那么这个故事的"寓意"是什么？
- 这对你意味着什么？
- 有什么影响？
- 那次经历让你想起了什么？

　　具备胜任力的 CBT 治疗师使用各种各样的问题，来引出来访者的想法，同时也要保持谈话的舒适度。另一个帮助引导来访者发现他们的自动思维的胜任力标志是对来访者情绪转变的迹象保持敏感。当来访者在身体姿势或言语上表现出此时正是极其重要的认知 – 情绪时刻（例如，叹息、因不舒服而改变姿势、紧张地笑、泪眼蒙眬）时，治疗师可以关切地注意来访者的反应，并温和地询问他们此时在想什么，从而开启引导性发现的过程。例如，"刚刚你的眼睛一亮，好像突然想起了什么重要的事情。你刚刚脑海中闪过什么念头？"

2. **来访者匆忙得出负面结论，似乎过早地停止了所有进一步治疗的考虑或对话**。在这种情况下，治疗师可以对来访者所说的话进行共情的总结，以便让来访者确定自己在被有效地倾听。例如，当乔伊说"努力没什么意义"，因为"迟早生活都会打败他"，治疗师说："我知道你在生活中经历了很多艰辛，你可能已经厌倦了处理这些自己无法控制的问题。真的很遗憾，你的工作可能也面临不确定性，而你不得不经历这一切。与此同时，我也不想就这样算了，并假设你没有能力采取有益的行动来帮助自己摆脱这种困境。"然后，为了开启进一步的讨论（也许是治疗师有了一些治疗发现），治疗师又补充了一些评论和问题，比如，"我知道你过去曾经应对过类似几乎不可能的情况。如果你能从多年前自己应对困境的方法中汲取经验，然后运用到现在，应该怎么做？"

3. **治疗师发现了来访者的临床相关的（也可能是相反的）信念，但不想直截了当地反驳来访者，或者以其他方式陷入"谁对谁错"的权力斗争。**
治疗师可能会问，"你愿意告诉我你是如何得出结论的吗？我知道你对此有强烈的感受，我明白从你的角度来看，这一切似乎都不言自明，但我希望你能迁就一下我，并帮我拼凑出你的思维过程。我不想只是说'我明白'，直到我真的明白。我们能一步一步来吗？谢谢。"这样的过程可能会使来访者的问题推理得到进一步的讨论、探索，并有希望进行修订。

4. **治疗师有明确的信息要传达，但不想直接"泄露答案"。更确切地说，治疗师希望形成治疗性对话，以便来访者自己"领悟"新的理解。**例如，在下面的对话中，治疗师确定乔伊经常严厉地批评他自己，然而对他的朋友表达善意的钦佩，尽管他们也有缺点和不足。治疗师很想坦率地说，乔伊在使用双重标准，对他人宽容而对自己严苛。但他还是试图通过提问的方式，让来访者自己看到这种现象，如下所述。

治疗师：我注意到，当你谈论你生活中的人——你的朋友、同伴、你最喜欢的同事——时，你对他们非常包容。你对他们从来没有说过任何贬低的话。我相信他们也有自己的问题，就像其他人一样，但你似乎并不因这些问题批评他们。

乔　伊：他们是非常棒的人。我希望能像他们一样。

治疗师：那么，你和你最欣赏的同龄人都有什么共同点呢？

乔　伊：共同点？我平常没怎么想过这个问题。

治疗师：你现在愿意考虑一下吗？朋友之间往往有共同点。考虑一下你和
　　　　　最欣赏的朋友之间有哪些相似之处，这可能是一个有趣的思维
　　　　　练习。

乔　伊：嗯，我喜欢我的邻居们的一个原因是他们每个人都愿意帮助别
　　　　　人。无论是铲雪，还是帮助汽车出故障的人，或帮忙照顾宠物，
　　　　　或为生病的人跑腿。我们都喜欢为彼此做这样的事。

治疗师：也包括你，对吧？你也是这种乐于助人的人，对吗？

乔　伊：是啊，我很乐意尽我的一份力。

治疗师：所以，你也相信公平正义，做好自己该做的事情。

乔　伊：我也真心喜欢我的邻居，他们对我很好。

治疗师：所以，他们觉得你很可爱。

乔　伊：是啊，我很幸运认识这么好的人。

治疗师：你觉得他们会把你当成他们中的一员吗？

乔　伊：什么意思？

治疗师：听起来，你和你最欣赏的人有很多共同点，但是你谈论自己的方
　　　　　式，就好像觉得你和他们不属于同一类人。所以这让我想知道，
　　　　　你觉得，他们会认为你和他们是同一类人吗？

乔　伊：他们可能认为我是他们中的一员，因为他们就是这样的人。

治疗师：所以他们接受你是他们中的一员吗？即使他们那么令人钦佩，而
　　　　　你却觉得自己很渺小？

乔　伊：如果他们知道真实的我，也许就不会像现在这么喜欢我了。

治疗师：真实的你？哇，所以你在贬低自己所有公开展示的积极的一面，
　　　　　而暗示只有你私下里最糟糕的想法和感觉是真实的？

乔　伊：你是说我内心的痛苦不是真实的吗？

治疗师：一点儿也不是，我是在说，积极、外在、公开的"你"和内在、私下、消极的"你"都是真实的。就像你在公开场合看到的那些积极的事情一样，你欣赏的同伴表现出来的内容是真实的，而他们私下所面临的困难你可能知之甚少。再次强调，我的观点是，你可能和你珍视的人有很多共同点，但你却不太看重自己。

乔　伊：事实上，我的邻居布鲁斯和怀恩也告诉了我很多他们的个人挣扎。布鲁斯正在闹离婚，怀恩也有自己的烦恼。

治疗师：你觉得这说明了他们对你有什么样的感觉？

乔　伊：他们信赖我。

治疗师：这是一个非常宝贵的性格品质——值得信赖，并赢得你最亲密朋友的信赖。当你评价自己的时候，你会考虑这些因素吗？这是真实的你吗？

乔　伊：我通常不这么想。（长时间沉默，同时在思索。）

治疗师：那么你从这次讨论中得出的主要结论是什么？我一直在问你问题，你一直很配合，但最重要的是我想知道你从我们刚刚的谈话中学到了什么。

乔　伊：我和我的朋友们其实很相似？

治疗师：而这意味着……？

乔　伊：即使他们有问题，我还是喜欢他们，因为我看到了他们的优点，但我并没有对自己这样做。

治疗师：继续。（微笑。）

乔　伊：呃……我应该对自己更友善一点？

治疗师：这是问题还是结论？

乔　伊：说实话，这是个问题，因为我不确定我是否想忽略自己的缺点。

治疗师：我完全同意。我们不想忽略任何东西。这些都是有用的信息。让我们不要有任何偏见，不管是好是坏。让我们回顾一下你的生活，既有值得美慕的个人优势——就像你对朋友和同事的感觉一样——也有你需要关注和解决的缺点。

乔　伊：我想，我们是在说我可以更有建设性地批评自己，就像我对待布鲁斯和怀恩一样。我试着给他们提供合理的建议，而不让他们感到沮丧。

治疗师：我建议，我们也把这个方法应用到你自己身上。让我们保持理性和建设性，并提供合理的建议，你可以利用这些建议改善自己的生活。我们也要注意那些你无缘无故地谴责自己的时候，然后让我们把这些谴责转变成一些有建设性的东西，就像你刚才建议的那样。

在上面的例子中，治疗师使用提问来帮助乔伊"领悟"一些治疗观点，比起治疗师简单地指出来访者需要像对待别人一样善待自己，这无疑是更好、更丰富的对话。此外，通过这种合作式讨论，治疗师还发现了之前不知道的额外信息（例如，乔伊是布鲁斯和怀恩的密友），这些信息随后可以用作支持干预措施的积极证据。此外，互动的方式使得来访者能够考虑修改自己的观点，并用自己的话来表达，而不仅是对治疗师说"是"或"不是"。

家庭作业：干预从"实验室"到"现场"

具备胜任力的 CBT 治疗师能够很好地为来访者提供心理教育，教导他们如何自助解决心理问题。除此之外，治疗师还会指导来访者了解通用的 CBT 模型及这个模型与他们问题的相关性，向来访者展示如何以建设性的方式进行自我监控，以及教导他们如何修改自己的想法和行为，从而改善他们的情绪、观念和自我效能感。越来越多的经验证据表明，定期使用恰当的家庭作业对来访者的治疗效果以及维持效果有着显著的积极影响（Burns & Spangler，2000；Kazantzis，Whittington，& Dattilio，2010；Rees，McEvoy，& Nathan，2005）。家庭作业是一种手段，通过这种手段，来访者将他们在治疗室（"实验室"）学到的技能应用到他们的日常生活（"现实"）中，而这才是最重要的。

　　家庭作业的清单可能非常长，受限于治疗师和来访者共同的想象力。专栏 7.1 列出了一些改编自纽曼（Newman，2011a）的例子。在治疗过程中，来访者学习到的技术也可以用作家庭作业（例如自动思维记录表）。只要有可能，家庭作业都是由治疗师和来访者以合作的方式设计的，并有明确的治疗目标。如果设计得当，家庭作业会给来访者呈现"双赢"的情况，因为完成家庭作业，要么会导致来访者积极的变化，要么能揭示某些额外的信息，而这些信息将有助于进一步的概念化和治疗干预。

专栏7.1　　家庭作业布置（不完全）举例

1. 阅读关于认知行为疗法的精选材料（手册、书籍）。

2. 听治疗会谈的录音，做笔记。

3. 记录日常经历（状况、情绪、结果等）。

4. 每天记录你的情绪并评分，评分范围为 0—100。

5. 使用自动思维记录表来理性地回应负面想法。

6. 每天记录行为活动（每日活动时间表）。

7. 评估行为活动的掌控感和愉悦感，评分范围为 0—10。

8. 计划新的活动来改善你的心情和心态。

9. 计划新的活动，以建设性的方式处理问题。

10. 集思广益，列出解决难题的方法清单。

11. 在做出一个困难的决定时，权衡每个选择的利弊。

12. 设计和实施行为实验，以测试假设并实现改变。

13. 练习"拖延和转移注意力"来推迟或防止冲动行事（例如暴饮暴食、吸烟）。

14. 积极与你一直回避或忽视的人沟通。

15. 在适当的情况下（完成练习后）自信果断。

16. 练习呼吸控制和放松技巧，以减少过度的生理唤醒。

17. 逐渐改变睡眠－觉醒周期。

18. 如果你无法入睡，请起床并写下你的想法。

以下是布置 CBT 作业时一些"应该做和不应该做"的事项。

应该做

1. 将家庭作业与会谈中讨论的主题联系起来，或者与来访者的问题和相应应对技巧的主题联系起来。

2. 准备好详细地介绍作业，解释原理，如果可能做一个简短的演示（例如，在纸上，或者在白板上）。

3. 对来访者关于家庭作业的担忧表达共情，包括开始做作业时的疲劳、完成作业时的自我怀疑以及对家庭作业有效性的怀疑。

4. 鼓励来访者积极参与到家庭作业的制定中来。

5. 提到家庭作业是一种"双赢"的情况，因为它要么帮助来访者朝着自我评估和（或）干预的目标迈出一步，要么将有助于发现来访者在自助过程中的困难。

6. 向来访者解释，他们不会因为没有做作业而受到训斥！相反，告诉他们，研究表明，完成治疗作业可以改善干预效果和维持治疗效果，并给他们取得最大治疗益处的额外机会。

7. 强调，最好是在每次与治疗师会谈间的一周内完成作业，而不是在下一次会谈前在候诊室等待的 5~10 分钟内完成。虽然来访者"在截止日期前交作业"也是可以的，但家庭作业的首要目的是让来访者在日常生活中学到一些新的有用的知识和技能。

8. 如果来访者更愿意接受其他的描述词，可以将"家庭作业"这个术语替换为其他的同义词。文献中，用来代替"家庭作业"的措辞包括："带回家的治疗""实验""每周任务""练习成为你自己的治疗师"和"证明我能行"的任务，等等。

不应该做

1. 不要让家庭作业看起来像匆忙分配的随机任务。家庭作业的目的不是让来访者忙碌，而是促使提高来访者的技能应用或从来访者的日常生活中收集有用的临床信息。

2. 不要在没有核实来访者是否理解家庭作业的目的以及所涉及的方法的情况下，给来访者布置家庭作业。

3. 不要仅因为来访者有未完成家庭作业的不良记录，就完全放弃布置作业。

4. 不要忽视家庭作业个性化的重要性。尽管，有一些标准化的家庭作业（例如，阅读作为治疗会谈的配套指南的著名的 CBT 自助书籍）可能会提供给大多数或所有来访者，但如果经常错失根据来访者的具体需求和情况设定家庭作业的机会，家庭作业的效果会大打折扣。

治疗师可以通过询问这个问题"在 0—100 的范围内，你认为你尝试完成我们今天设计的治疗作业的可能性有多大？"来评估来访者完成作业的可能性。

如果来访者说"0"，这反映了来访者的无助感和绝望感，因为来访者在尝试之前已经表示没有机会完成作业。这种预设的无能和失败可以成为讨论的话题。

如果来访者说"100"，治疗师可以给来访者积极的反馈，因为他对家庭作业非常投入。与此同时，治疗师也可能会说："有时会出现意想不到的问题，这些问题会妨碍计划和意图的实现。我们能否花几分钟时间提前进行一些梳理阻碍的工作？这样我们就可以预见哪些意外问题可能会干扰你完成作业。"

如果来访者说 0—100 之间的任何数字，治疗师可以邀请来访者解释作业进展顺利与不足这两个方面。例如，如果来访者说"80"，治疗师可以回复说："太好了！我们可以简单地谈谈你的想法吗？为什么你对完成作业有 80% 的自信，以及 20% 的疑虑？"

识别和解决干扰治疗的因素

斯佩里（Sperry，2010）指出了可能会阻碍干预成功实施的几个因素，包括外部环境问题、治疗师的错误和来访者"干扰治疗的行为"（见 Linehan，1993）。对这些问题的深入探讨超出了本章的范围，但有一些例子可能具有启发性，如下所述。

外部环境问题

外部环境因素对治疗师来说可能是显而易见的，也可能不是，除非他们直接询问。例如在一个惩罚性的家庭环境中，当来访者在治疗中试图变得更加自信和独立时，却遭到了家人的敌对。另一个例子是一位正在接受治疗以改善与注意力缺陷问题相关的学业表现的年轻学生，但他的进展受到家中物理环境的影响，包括照明和通风不良、噪声大和其他干扰因素、没有私密和有效的"工作环境"，这些影响往往没有得到治疗师的充分认识。另一个例子是，一个来访者由于突发健康问题，不得不取消心理治疗会谈预约，而当她痛得无法自行前往咨询室时，也缺乏支持系统来帮助她。在刚刚的例子中，具备胜任力的 CBT 治疗师不会简单地假设来访者"没有真正准备好"接受治疗，或者"不想改变"。相反，治疗师会试图了解阻碍的性质，对来访者的困境表示同情，并试图引导来访者参与一些问题解决，以便更有效地应对环境中的阻碍。在最后一个例子中（由于医疗问题而经常取消预约的女性），具备胜任力的治疗师会在来访者缺席预约这件事上保留更大的灵活度，而无须将治疗档案封存（见第 9 章，关于终止治疗的内容）。

治疗师的错误

治疗师糟糕的技术、不准确的个案概念化、缺乏共情、不经意地出错或上述情况的组合，都可能会阻碍原本有望取得良好进展的 CBT 会谈过程（见 Sperry，2010）。一个常见的错误非常值得一提，即新手 CBT 治疗师过于热衷于挑战来访者的自动思维，而不是给来访者更多的机会，让他们在没有干扰的情况下表达自己的顾虑。不幸的是，直接处理来访者的思维会导致治疗关系紧张（Newman，2011a）。相比之下，具备胜任力的 CBT 治疗师会注意到来访者的一些关键评论，并给予共情的回应，然后等待讨论自然而然地停下来，总结来访者透露出的负面认知内容。具备胜任力的 CBT 治疗师知道，他们必须明智地选择时机，以便在插入自己的评论和问题之前，给来访者充分的机会来表达他们的感受，最终影响来访者的认知改变。

良好的 CBT 不需要治疗师解决来访者表现出来的每一个功能失调的认知，也不要求来访者在会谈中立即改变认知。新手认知行为治疗师有时会担心，仿佛来访者在会谈结束前思维没有实质性的改变，就是一次失败的会谈（好像专业要求是"在认知改变之前，任何人都不能离开我的办公室！"）。事实上，认知改变——实际上，一般来说是治疗性变化——是一个过程，许多来访者需要时间思考会谈中讨论的内容，并完成家庭作业（可能需要几周或几个月的时间），然后才能开始改变他们长期存在的问题认知。具备胜任力的 CBT 治疗师理解这一点，并在对来访者保持积极态度和提供指导性建议的同时，努力用关心和耐心来促进这一过程。

来访者干扰治疗的行为

有两种重要的干扰行为，一种是来访者对治疗的参与度低，例如，他们对治疗对话的参与度低；另一种是来访者频繁出现危机。让我们简单了解一下具备胜任力的认知行为治疗师是如何处理这些问题的。

不投入、沉默的来访者

具备胜任力的 CBT 治疗师会尝试提出一些有吸引力的问题，这些问题会激发来访者的好奇心，即使他们对治疗对话不感兴趣。不幸的是，有些来访者始终保持沉默。在这种情况下，来访者的沉默本身就成为一个潜在的需要解决的问题（尽管从定义上说，治疗师可能是在咨询中唯一在说话的人，至少在一开始时是如此）。在这种情况下，治疗师可能会选择提供假设，并观察来访者是否有任何非言语的反应迹象。治疗师评论的例子及其相应的概念化如下所示。

1. （治疗师认为，来访者的沉默是在表达愤怒。）"我觉得，我刚才说的话可能会戳到你的痛处。如果是这样，我真的很抱歉让你感到不开心了。如果你现在愿意和我谈谈，我愿意听听你对此的反馈。"
2. （治疗师认为，来访者的沉默代表了一种无助感和无望感。）"当你变得这么安静的时候，我不知道是应该等到你开口，还是应该试着鼓励你。我希望我们能谈谈是什么让你感到如此沮丧。"

3. (治疗师认为，来访者的沉默代表冷漠，或完全拒绝接触。)"我今天可以一直说个不停，但我觉得这可能会让我无聊透顶。我更有兴趣听听你有什么想说的。(来访者没有回应，长时间沉默。)嗯，确实，'你有权保持沉默'，即使在治疗中也是如此，我必须尊重你的这一权利。我会尽力说一些可能有用的话，但我保证，如果你有话要说，我会停下来倾听。"

这些例子提醒我们，来访者的积极合作不能被视为理所当然的。当来访者在治疗中的参与程度不尽如人意时，这是治疗师在压力下展示专业精神和乐观精神的机会，这能起到很好的角色榜样作用。

来访者的紧急危机

提供高质量的 CBT 干预的胜任力不仅包括：治疗技术的常规应用、相关的家庭作业，以及在来访者缺乏动力时实施治疗。胜任力还包括：在危机情况下，能够以冷静和清醒的头脑、强烈的助人意愿以及一系列经过充分演练的应对措施来处理危机。与来访者合作时最常见、最需要关注的危机是自杀意念或自杀意图的加剧。在这种情况下，具备胜任力的 CBT 治疗师会实施与其他心理治疗方式一样的通用安全措施，例如评估来访者尝试自杀的意图水平以及他选择的自残方法的致命程度，增加治疗会谈的频率和（或）护理水平（例如，评估是否需要住院监护），利用来访者自身的资源（例如，来访者的应对技巧，亲人的关注和帮助），与来访者合作制定安全协议等。

虽然对于有自杀倾向的来访者的临床管理的叙述远远超出了本书关于核心胜任力的范围（见 Bongar，Berman，Maris，Silverman，Harris，& Packman，1998；Wenzel，Brown & Beck，2009），但这里可能需要注意几个要点。第一，当来访者有自杀倾向时，时间尤为重要。在会谈一开始时确定来访者的心理状态比在会谈结束时发现来访者有自杀意念要好得多。因此，在会谈开始时进行情绪检查（例如，查看来访者在《贝克抑郁量表 - Ⅱ》和《贝克绝望量表》上的表现）是首选的行动方案。如果治疗师发现来访者的得分显著提高，并且关于自杀意念和绝望的回答也是肯定的，我们建议治疗师询问来访者的自杀意念和意图，并将这个话题作为此次会谈最优先的议题。通过整个会谈来处理这个问题，治疗师和来访者更有可能就应对方式和安全计划达成一致，从而避免来访者住院治疗，同时也要注意来访者是否需要更密集的门诊治疗。

第二，来访者的自杀倾向也为 CBT 治疗师提供了一个重要机会，使其可以对来访者受此类危机的易感性因素进行概念化。治疗师需要解决的问题包括：

- 来访者在什么情况下会出现自杀的意念和意图？
- 这些情况是大多数人都会做出负面反应的应激源（即，"现实生活"危机，如失业），还是对来访者来说更个性化的应激源（即，图式激活的危机，如感觉被遗弃）？
- 来访者对于上述经历相关的想法、信念、图式是什么？
- 来访者是否正在积极考虑更具适应性的替代方案来对抗自杀思维？如何促进和巩固这些替代方案？
- 来访者有哪些资源（包括他迄今为止在 CBT 中学到的知识和技能）？来访者是否在利用这些资源？

来访者个体化图式的功能是一个重要的问题。短短一周内因突然失业和离婚（一种常见的现实生活危机）而产生自杀意念与因一次糟糕的发型（由于不可爱和被遗弃的图式激活而导致的主观危机，强化了"我很丑陋，没有人爱我，所以我现在应该自杀，而不是孤独地度过余生"）而想死之间在客观上存在巨大差异，但对于来访者来说，图式激活的感受是一样的。敏感的、精通概念化的治疗师需要理解这一点，并且不会对来访者的痛苦轻描淡写，即使这些急性和严重的情绪困扰是由于治疗师让来访者在会谈中尝试改变时产生的。

第三，具备胜任力的 CBT 治疗师试图帮助来访者从不幸的危机情况下获得宝贵的学习经验，例如更好地理解自己的图式，使用 CBT 自助技能来防止以后此类事件的发生。在这个过程中，治疗师向来访者传达这样一个信息：成功应对临床危机的目标不仅是生存下来，而且是让自己变得更强大，而这需要学习、成长、愿意和渴望再次回到治疗计划的正轨上，尊重自己，也希望自己拥有更光明的未来和更少的易感性。

对受训者的干预措施的督导反馈

督导师帮助受训治疗师学习很多 CBT 技术，并根据需要对每个技术进行微调。即使在向受训者提供如何以某种方式操作技术效果会更好的反馈时，督导师必须主要使用支持性的语气。以下是督导反馈的三个简要示例。

督导师 #1：（回顾由受训治疗师的来访者完成的自动思维记录表。）你已经做得很好了。来访者很出色地利用了自动思维记录表来完成家庭作业。这里有一点额外的建议。你有没有注意到来访者有几个"自动思维"记录栏里的条目是以问题的形式出现的？下次，告诉他让他记录如何回答自己的这些问题，因为那是真正的自动思维。例如，当他写道："如果我惊恐发作，会怎么样？"他可能已经在考虑最糟糕的情况。所以，不要只是让他写一个反问句作为他的自动思维，而是指导他从字面上回答自己的问题，然后他可能会想到隐藏在背后的更突出的自动想法，比如，"如果我惊恐发作，每个人都会认为我疯了"。这样试试看。你对此有什么看法？

督导师 #2：你的意象重构技术给我留下了深刻的印象，甚至让我感动，尤其是来访者猜测她的母亲临终前如果有意识，可能会告诉她，妈妈爱她。我看得出来，这位来访者真的理解了她母亲的爱，来访者那些如释重负的泪水差点让我也感动哭了。做得很好。我可以提供一点额外的建议吗？尽管这个来访者很好地理解了干预措施，但并不是所有来访者都会按照你期望的方式处理这种唤起情绪的干预措施。这通常就是为什么在会谈结束前，我们会留出至少 10 分钟的时间，来进行总结和倾听反馈的原因。这次你做得很好。但在以后的案例中，你需要更加谨慎行事，并留出一些额外的时间。你能否明白我的意思？

督导师 #3：（回顾受训治疗师的来访者完成的日常活动计划表。）这些数据非常有用！但这张表格上几乎没有任何内容可以体现她对所做事情的掌控感。下一次，请来访者添加她对"掌控感"和"愉悦感"的评分，因为这将使她更清楚地看到，她并没有试图完成那些可能改善她的自我形象或生活状况的事情。如果你让她补充这些评分，她就会有更多的基础数据来自己得出结论，这可能会让她更容易接受你提出的一些行为激活技巧。你明白吗？

最适合上述督导师的评论的一句话是："非常棒的技术！从现在开始你可以获得更大的提升！"

既然我们已经讨论了与治疗关系、个案概念化和干预相关的核心胜任力，现在让我们将注意力转向 CBT 治疗师如何有效评估来访者的治疗进展（第 8 章），包括更新治疗目标清单和来访者的诊断，如有必要。

本章重点

- 在 CBT 中，建立和维持治疗焦点需要仔细地关注和遵守日程，在治疗假设的生成和测试过程中激发来访者积极参与，并示范一种尽可能清晰和具体的沟通风格。

- 有效地利用 CBT 技术需要掌握大量的技能"工具包",既可以在会谈中,也可以在会谈之间,以家庭作业的形式使用。此外,这还需要根据来访者的个案概念化和治疗目标,有针对性地使用这些技术,以满足来访者的需求。

- 使用被称为引导性发现的方法(或"苏格拉底式提问")需要高水平的胜任力,因为 CBT 治疗师必须精心设计问题,帮助来访者以积极、充满希望的好奇心探索自己的问题,并得出比治疗师提供的简单信息更深的领悟。

- 家庭作业的有效应用是 CBT 有效性的非常重要的一部分。治疗师必须设计对来访者有意义的家庭作业,要有合作的感觉,并解释清楚。这样,来访者才会成功完成家庭作业,并从中掌握持续的自我反思和自助技能。

- 具备胜任力的 CBT 治疗师能够识别并积极应对干扰治疗的因素。如果他们出现错误,他们会调整治疗过程,对那些环境因素不利于治疗过程的来访者表达共情,试图让他们参与到问题解决中,在来访者出现紧急危机(如,加剧的自杀倾向)需要立即最优先处理时,展示高水平的专业素养。与此同时,具备胜任力的 CBT 治疗师会试图概念化危机情况,并试图帮助来访者获得宝贵的学习经验,使来访者可以利用这样的经验来预防未来的危机,并在危机消退后继续朝着计划的治疗目标努力。

- CBT 督导师通过积极的反馈和建设性的批评,帮助受训者在应用干预措施方面变得更有胜任力,让受训者对自己的方法充满信心,同时仍然有动力进行进一步的改进。

第 8 章

监测和评估临床结局

"成功并不是用金钱、权力或社会阶层衡量的……而是用你的规则和内心的平静来衡量的。"

麦克·迪特卡（Mike Ditka）

具备胜任力的 CBT 治疗师不会仅凭主观臆断来评估个案状况，还会利用一系列方法来客观地评估来访者的进展。这体现了治疗师愿意确认来访者福祉的专业态度，而不是仅满足自己以为治疗有效的愿望。在理想情况下，监测来访者的进展涉及治疗师和来访者双方提供的信息（以及可能来自第三方，如来访者家属的反馈），既包括会谈中的观察，也包括会谈之间的观察，既包括不同压力情境下的观察，也包括长期反复的观察。观察方法包括来访者的口头自我报告和自我监控、行为观察（包括由相关第三方和跨学科从业者对该案例的观察）、基于经验证据的来访者自我报告清单和定期的治疗更新计划（Treatment Update Plans，TUP，见后文的表 8.1），这些信息都能展现来访者的治疗目标在多大程度上得以实现。有证据表明，来访者在学会重要的 CBT 自助方法后，取得了显著的治疗效果（Jarrett，Vittengl，Clark，& Thase，2011；Strunk，DeRubeis，Chiu，& Alvarez，2007；Tang et al.，2005）。因此治疗师还会评估来访者利用 CBT 中自助技能的能力，包括家庭作业。

本章将描述以下几种胜任力：（1）监测进展并相应调整治疗方案；（2）利用督导来监控和评估治疗进展。前一种胜任力将在乔伊的持续治疗案例中加以展示，治疗师将通过多项指标来跟踪来访者的进展。后一种胜任力将通过一份简短的逐字稿来展示，其中 CBT 督导师正在指导受训的治疗师收集来访者的数据，评估来访者的状况，并与来访者合作，根据问题修改治疗计划。

监测进展和调整治疗

斯佩里（Sperry，2010）明确发现，太多治疗师对他们的来访者的进展做出了非正式、不准确的判断，导致来访者过早地退出治疗，未能实现治疗目标，甚至没有意识到来访者情况恶化（可能非常危险）等问题。因此，他提出了一个令人信服的观点，即系统地衡量来访者的治疗进展是一项至关重要的核心胜任力。

最基本的"可靠性检查"：治疗师和来访者各自的观点

具备胜任力的认知行为治疗师会评估患者在多大程度上仍然符合（或不再符合）在入院时评估的诊断标准，并与来访者对话，了解来访者对自己在治疗中改善的主观看法。当治疗关系中有良好的责任分担和合作意识时，来访者和治疗师通常会就来访者的状况达成一致，就像他们都被来访者的进步所鼓舞，或者他们都在寻找产生积极变化的方法，而这些方法迄今为止还难以捉摸。有时，治疗师和来访者会对病情恶化感到警惕，这时他们可能会一致认为需要对治疗计划进行重大调整。有时，治疗师和处于治疗中的来访者会对如何治疗有不同的看法。例如，来访者可能声称自己做得很好，但治疗师发现该来访者没有利用 CBT 技能，也没有做家庭作业，并且仍然维持使他容易受到症状发作影响的图式。另一种相反的情况是，来访者可能会抱怨他"根本"没有好转，治疗师可能会将这种说法视为"全或无的思维"和"否定积极因素"的表现，因为有证据表明来访者的行为功能有了显著改善。在这两种情况下，有胜任力的治疗师直接、迅速地与来访者讨论这些意见分歧，以便就来访者的实际情况达成更好的共识，就像下面乔伊的例子所展示的那样。

乔伊说他"很好"，但是治疗师很担心

乔　伊：我很好，今天没有太多要谈的。一切都是"旧事重提"。工作很糟糕，但是我不去想它，我尽最大努力不管它，这总能帮助我渡过难关。

治疗师：除了不想工作中的困难和试着不在意之外，还有其他什么"改善"的征兆吗？例如你与邻居的关系是否变得更积极，你是否去健身房，你是否发现你不需要喝太多酒，等等？

乔　伊：所有的事情都差不太多，我只是不再像以前那样让每一件事情都影响我。

治疗师：那是因为你在使用我们练习过的理性反应技巧吗？你有什么作业要给我看吗？

乔　伊：这周我真的没有时间做任何自动思维记录。

治疗师：乔伊，我真的不是在质疑你，但我想确保你感觉更好的原因是建立在坚实的基础上的，比如你更积极、更自信地处理问题，而不是觉得自己有必要通过喝酒来应对，你应该建设性地思考问题，再次活动起来和参与社交，定期使用你的 CBT 技能作为一种生活方式，等等。如果我们能朝着这些目标努力，我们完全就有理由相信，你不仅会感觉更好，而且会真正地变得更好。你对此有什么想法，乔伊？

之后乔伊抱怨说"回到原点"，但治疗师指出事实并非如此

乔　伊：这是糟糕的一周。我和以前一样紧张。感觉又回到原点了。

治疗师：呃，听到这个消息我很难过。我能看出来你感到焦虑、疲惫和沮丧。但我也想知道，为什么你觉得自己退步了。先把你的情况放在一旁，我想知道我们是否能仔细看看你做了什么来帮助自己度过糟糕的一周。

乔　伊：在这种时候，我很崩溃。我确实做得不好。

治疗师：我相信你。我想听听这一周你生活中发生的一切。我还想重点谈谈你在我们的治疗中学到的东西，因为在过去的几周里，你所做的一些改变给我留下了深刻的印象。也许现在正是使用这些工具的好时机，比如试着注意什么时候你会预期最糟糕的情况发生，而不是试着去想会发生什么，然后在你的脑海中演练一下你将如何指导自己渡过难关，以及你将采取什么积极的行动。我认为你可以做到这一切。我已经看到你这样做了。

乔　伊：当我感觉如此糟糕时，我有时会忘记。

治疗师：让我们现在一起回顾一下之前的治疗笔记，回忆一下。我理解你现在感到压力很大，但我相信你有办法帮助自己，这样你就不会在这种消极的心态下停留太久，你就能回到解决问题的正轨上，就像你最近做的一样。

在上述例子中，最初治疗师和来访者在治疗进展情况上的理解不一致。为了以可靠、有效的方式确定来访者取得的可衡量的进展，双方需要就衡量标准达成一致。

来访者自评问卷

使用基于实证的自评量表是一种方便、有效的评估方法，可以持续收集关于来访者功能的数据。例如，宾夕法尼亚大学认知治疗中心的治疗师在会谈之前会邀请来访者花 5~10 分钟完成《贝克抑郁量表 – Ⅱ》（Beck et al.，1996）和《贝克焦虑量表》（Beck et al.，1988），以及《贝克绝望量表》（Beck et al.，1985），这些量表有较好的心理测量学特征，广泛地适用于各种来访者。当治疗师将量表答案作为制定会谈议程的标准部分，来访者就养成了填写这些量表的习惯，而治疗师也会回顾来访者对这些量表的回答，从而积极地强化来访者的行为。例如，当治疗师在量表中查看来访者的回答时，可能会发现来访者症状稳定，在这种情况下，可能没有必要在会谈中讨论"情绪变化"的问题。另一方面，治疗师可能会发现来访者报告了感受明显好转。虽然这可能没有统计学意义，因为它只代表一个数据点（即具备胜任力的 CBT 治疗师认识到，需要持续不断地改善来访者的情绪，才能得出有关来访者取得进展的更多结论），但作为会谈中的讨论焦点，它可能具有临床意义。具备胜任力的治疗师的评论可能是，"我看到自从上次见面以来，你已经感觉不那么沮丧了，也感到更有希望了。你觉得是什么导致了积极的变化？我们可以在今天的会谈中讨论这个问题吗？"通过这种陈述，治疗师表明他正在关注来访者的反应，并强调来访者生活中的积极变化很重要。

更紧急的议程则是来访者反馈自己的功能下降。同样，来访者情绪的恶化可能只是暂时的，或可能是来访者的反应方式夸大了他此时感受的重要性（没有充分考虑他在一段时间内的总体感受），但对来访者情绪恶化的潜在危险需要给予高度关注。治疗师必须将来访者功能的急剧下降放在议程的重要位置，同时也要认识到，长期的多种测量方法可能更能体现来访者对治疗反应的更可靠的指标。

除了贝克量表外，还有许多自评量表可供 CBT 治疗师在整个治疗过程中多次使用。治疗师可以选择与来访者相关的个性化测量，如《耶鲁－布朗强迫症量表》（Goodman ct al.，1989）用于患有强迫症的来访者；《状态－特质愤怒表达量表－2》（Spielberger，1999）用于那些有愤怒管理问题的来访者；《扬氏躁狂评定量表》（Young et al.，1978）用于患有双相障碍的来访者等。更标准的自评量表（即适用于临床问题和诊断的来访者）包括《会谈评定量表》（Session Rating Scale，SRS；Duncan et al.，2003），《结果评定量表》（Outcome Rating Scale，ORS；Miller & Duncan，2000），和《效果量表－45》（Lambert et al.，2004）。《会谈评定量表》由4项视觉模拟量表组成，形式简单，来访者可以通过它向治疗师提供关于他们对治疗和治疗感受的最终反馈。相比之下，《结果评定量表》是在每次会谈开始时实施的，但它使用了与自评报告同样简单的视觉量表的形式。在这个量表中，来访者需要描述他们过去一周在个人健康、与家人和其他亲近的人的关系、社交互动（与朋友、在学校、在工作中）以及整体功能等领域的表现。《效果量表－45》从症状困扰、人际交往功能和社会角色方面衡量来访者的功能。它包括风险评估项目，并且与上述自评量表一样，旨在衡量患者在治疗过程中的进展，也可作为随访的工具。

来访者的技能获得

为了最大限度地增加来访者维持治疗效果的机会，并使来访者在应对生活压力时感受到更强的自我效能感，治疗师有必要评估来访者对CBT原理的自助学习程度。治疗师可以通过多种方式进行评估，包括观察来访者记录的认知偏差或问题信念的频率和程度，来访者能否设计更多功能性替代方案，并指导自己如何将这些变化付诸行动。在下面的例子中，乔伊熟练地做了自我评估和自我干预，展示了对CBT原理的良好掌握，于是治疗师热情地回应，表扬了乔伊，并要求他更多地展示所学的CBT自助知识。

乔　伊：我得到这个坏消息时，我的第一反应是告诉自己一切都没希望了，我一开始就满怀这么大的希望真是太愚蠢了，再努力也没有意义。我甚至在考虑取消和你的预约，因为我当时想："何必呢？"这时我才意识到这正是需要用我们俩一起工作时我学到的方法的时机。我不能让自己感到绝望。我必须泰然处之，并保持建设性。

治疗师：那太棒了！面临不利情况，你发现自己告诉了自己很多绝望的想法，这些想法只会让你感觉更糟，你没有放弃，并提醒自己在最萎靡不振时尤其要努力应对的好处。你非常厉害地"抓住"了自己的想法，这真让我刮目相看。

乔　伊：嗯，我正在努力，但是情况还是不太好。

治疗师：说真的，听到这个消息我很难过。既然你表现出良好的自我意识和应对能力，那现在让我们就在此基础上再接再厉。例如，除了告诉自己必须努力克服绝望感之外，接下来，你还可以做些什么事情？现在，你打算做些什么来开始解决问题？你已经有了动力，让我们保持下去！

乔　伊：大概有三四个重要的电话我必须打，因为我真的需要和直接相关人谈谈。我觉得发邮件不够好。打这些电话时，我必须处于最佳状态，因为我必须听起来自信而沉稳。

治疗师：你愿意如此积极地面对这种情况，真是太好了。我们现在能进行一些角色扮演吗？我们通过角色扮演练习打这些电话，看看效果如何。

乔　伊：我想我需要先澄清我的目标是什么，以及我想说什么。

治疗师：太棒了。让我们先确定目标，如果你认为有帮助，我们可以进行角色扮演。你的具体目标是什么？

在上面的例子中，乔伊很好地处理了困难的情况，治疗师也支持并鼓励他在此时此刻利用更多的技能。

除了治疗师对来访者行为的观察之外，一些量表被开发出来评估患者在理解和利用 CBT 自助原则方面的技能水平。《应对方式调查问卷》（Ways of Responding，WOR；Barber & DeRubeis，1992）要求来访者写下他们将如何应对具体、生动假想出来的压力源。《认知疗法技能表现量表》（Performance of Cognitive Therapy Skills Scale，PCTS；Strunk，et al.，2007）是一个研究工具，训练有素的评分员可用其来观察治疗师与来访者会谈的视频，以评估来访者在行为自我激活、识别和修改自动思维（例如通过处理自动思维记录表）以及处理他们的信念或图式方面的自助技能水平。《认知疗法意识量表》（Cognitive Therapy Awareness Scale，CTAS；Wright et al.，2002）由 40 个判断题组成，涵盖了 CBT 中的关键概念，如识别认知歪曲、思维记录和活动安排。尽管量表作者承认《认知疗法意识量表》并不能全面测量 CBT 技能，但它已经被用来快速简便地衡量来访者对 CBT 基本术语的理解。

最近开发的《认知疗法技能量表》（Skills of Cognitive Therapy，SoCT；Jarrett et al.，2011）是一种临床上实用的衡量来访者掌握和利用 CBT 技能的方法。该量表有来访者版（用于自我报告）和治疗师版（用于观察者评分），其中包括 8 个根据经验得出的项目，以李克特 5 级量表（从"从不"到"总是或在需要时"）的方式进行评分。除了易于使用的优点之外，《认知疗法技能量表》还能生成一些数据，在治疗期间和结束时，来访者和治疗师的得分越高（即，对 CBT 技能的理解和使用越好），来访者就越有可能对标准 CBT 疗程产生积极反应（即，抑郁症状的显著改善）。《认知疗法技能量表》的项目还涉及：来访者如何理解自身思维和行为对情绪障碍的影响，如何积极评估那些与抑郁思维相关的证据，在多大程度上会参与改善情绪的活动，以及如何使用自动思维记录表等方法来生成替代的思维方式，等等。

家庭作业是 CBT 技能习得的核心组成部分之一。在其他条件相同的情况下，经常做家庭作业并在其中投入一定时间和精力的来访者，从长远来看，取得的治疗效果更好（Burns & Spangler，2000；Detweiler-Bedell & Whisman，2005；Kazantzis et al.，2010；Rees et al.，2005）。因此，CBT 治疗师与来访者一起定期制定家庭作业是非常重要的，这样来访者就有机会利用作业带来的优势。有时会出现例外情况，来访者愤怒地拒绝家庭作业，并威胁说如果治疗师坚持安排家庭作业，就要离开治疗（见 Newman，2011b，一个关于如何处理这个敏感问题的临床案例）。

来访者的第三方的观察

许多治疗师都熟悉以下场景，他们认为来访者正在取得进步，但收到了来访者亲属（通常是来访者的父母或配偶）打来的电话（或者留言），他们表达了对来访者的担忧，并详细说明了来访者功能不良的情况，而治疗师对他们说明的这些情况并不知情。尽管在这种情况下，治疗师必须根据保密的伦理要求做出明智的反应，以维持来访者的信任——因此，治疗师需要来访者的同意才能回电话给担心来访者的第三方——但治疗师也不能简单地忽视这些信息，鉴于门诊治疗师无法了解来访者在两次治疗会谈之间的全部情况，那么来自来访者其他密切观察者的反馈可能有助于获得对其进展的更全面评估，特别是在某些复杂的情况下。

更受治疗师欢迎的情况是，治疗师从第三方那里得到来访者做得不错的信息，例如，来访者的假释官确认来访者的尿检分析一直是"阴性的"，或者来访者的母亲确认她的厌食症女儿更愿意坐下来与家人一起吃饭，又或者来访者的妻子高兴地报告说，抑郁症的来访者每天都及时起床去上班。无论这些消息是令人担忧的还是有希望的，这些额外的信息来源都在评估来访者的状况时非常有益。因此，征得来访者的正式许可，允许与那些在来访者的生活中最重要的人联系是非常有利的，尤其是当这些人与来访者居住在一起时。治疗师向来访者解释了进行这种外部沟通的基本原理（例如，他们可能为来访者提供额外的安全保障，与来访者更好地沟通，确认来访者的进展或困难），并且治疗师保证不会对来访者有所隐瞒（例如，"在治疗中你说的很多事情，如果没有征得你的同意，我绝对不会告诉任何人，但是如果有其他人告诉我关于你的一些事情，我会和你分享这些信息，这样就不会在你不知情的情况下发生任何事情"）。如果能在治疗早期就制定这种增加沟通公开性的策略，它将成为评估来访者对治疗反应的一个潜在的重要因素。

　　另一种形式的"第三方"观察涉及其他医疗保健专业人员分享的意见。适当利用跨学科的磋商是心理治疗的基本胜任力之一（Kaslow，2004；Rodolfa et al.，2005）；当跨学科专业人员不属于同一内部团队时，通常需要治疗师明确获得来访者的签字同意。例如，门诊 CBT 治疗师联系来访者暂时住院的机构工作人员；CBT 治疗师与正在开处方并督导药物治疗的精神病医生讨论患者的合作治疗；进行 CBT 治疗的精神科医生与社会工作者一起讨论如何为这些需要比目前精神科医生能提供的治疗时间更多的患者，提供额外的支持资源（如精神科日间住院计划）；CBT 治疗师与厌食症来访者的营养师一起制订"治疗性饮食计划"。这些跨学科同行磋商使得每个不同背景的专业人士就来访者的情况进行比较，虽然不同专业人士希望能够达成共识，但不同从业者之间的观点差异也可以揭示患者在治疗合作中的一些问题。例如，如果治疗师发现进食障碍的来访者一直在逃避与营养师的预约，那么她在 CBT 中之前的明显进步可能会受到治疗师的怀疑——这个问题需要在 CBT 会谈中讨论。同样，CBT 治疗师可能会从双相情感障碍患者的精神病医生那里了解到，患者的血药浓度一直较低，这可能表明患者药物治疗的依从性不佳。这一发现可能会提醒 CBT 治疗师需要评估并改变来访者对药物治疗的消极信念（见 Newman，Leahy，Beck，Reilly-Harrington，& Gyulai，2001；Sudak，2011；Wright et al.，2006）。

治疗更新计划

评估来访者在 CBT 治疗中的进展的一个关键部分是"治疗更新计划（Treatment Update Plan，TUP）"。这是一个定期（例如，每 3 个月）进行的正式程序，尤其适用于长程治疗，治疗师和来访者需要反复评估来访者的状况，以确定未来的治疗方向。表 8.1 显示了一个基本由治疗师完成的治疗更新计划，但在特定的一次会谈上与乔伊分享，以征求他的口头和书面意见（以及签名）。这个特殊的治疗更新计划模板是基于治疗师自己所在机构使用的表格为基础改编的，但它绝不是一个具备胜任力的 CBT 治疗师遵循的唯一模型。

表 8.1　乔伊的治疗更新计划

乔伊的治疗更新计划

名字：乔伊　　　　　　　　　　　　出生日期：年 / 月 / 日

日期："今天"　　　　　　　　　　　诊断编码：轴 I 300.02；296.21

轴 II：无　　　　轴 III：无　　　　轴 IV：职业压力　　　　轴 V：GAF　　　　目前评分：80

摄入性访谈日期：3 个月前

《贝克抑郁量表》：18　　　《贝克焦虑量表》：36　　　《贝克绝望量表》：6

最后一次会谈（日期）：今天

《贝克抑郁量表》：9　　　《贝克焦虑量表》：12　　　《贝克绝望量表》：5

迄今为止的会谈次数：11　　　　　　自最近一次更新以来，会谈的次数：11

☐基线　　☐没有改善　　☐轻微改善　　☑中度改善　　☐很大改善

问题列表	来访者的优势	阻碍治疗的因素
1. 对工作不确定性的强烈焦虑。	1. 独立解决问题的历史。	1. 对治疗的病耻感
2. 过度使用酒精来应对焦虑。	2. 建立亲密友谊的能力。	2.
3. 被哥哥疏远。	3. 在专业领域的技术水平很高。	3.

（续表）

问题列表	来访者的优势	阻碍治疗的因素
4.把"害怕最糟糕的情况"作为一种"必要的"思维方式的信念。	4. 诙谐、幽默。	4.
5. 认为自己在恋爱关系中"毫无价值"的信念，因此避免尝试开始一段关系。	5.	5.
其他：	其他：	其他：

总体目标	每个目标的可测量基准	下次更新的日期
1. 减少过度的焦虑。	1.《贝克焦虑量表》评分持续低于 10 分。	3 个月后
2. 减少喝酒量。	2. 至少每周内有 3 天不喝酒。	3 个月后
	完全停止暴饮暴食。	
	每周内喝酒不超过 10 次。	
3. 减少灾难化思维的模式，用问题解决替代。	3. 主动与直接主管会面，讨论公司结构调整的影响。	3 个月后
	开始寻求其他工作机会。	
4. 要么坦然接受与哥哥的分离，要么尝试重新开始联系鲍勃。	4."模拟"写一封邮件给鲍勃，在治疗会谈中谈谈相关的想法和感受。	3 个月后
5. 增加在未来谈恋爱的动机和希望。	5. 注册一个婚恋网站。	3 个月后
其他：		

（续表）

| 药物名称： | 处方医生：<u>不适用</u> |
| | 电话号码：<u>不适用</u> |

1.　<u>无</u>

2.　_____

3.　_____

4.　_____

来访者的总结和评论：我开始感觉好些了。和以前相比，我不那么焦虑和紧张了，肠胃也更好了，可能是因为喝酒少了，原来这件事情并不像我想象的那么困难。接受心理治疗并不像刚开始时那么奇怪，纽曼和我探讨过很多感受，例如，我总是预期会有最糟糕的事情发生。我想，现在我能看到黑暗尽头的光明了。我不知道我是否还会和鲍勃联系，或者试着找个女朋友，但至少我不会再把这一切都藏在心里了。我对自己和我的未来有了更多的信心。

治疗师的总结和评论：尽管乔伊的工作问题还没有得到解决，但他的焦虑情绪显著减轻了。这一变化反映了他有能力意识到并修正自己关于失业和陷入贫困的灾难性思维。他对自己的工作也变得更加积极主动，例如去思考自己的选择，而不仅是消极地反刍公司重组对他的薪水和职业生涯的潜在风险，或者为了忘记烦恼而喝酒。他的酒精摄入量显著减少，乔伊称他在过去的 2 个月里没有酗酒。乔伊正在进行关于联系鲍勃的认知行为预演，并采取分级作业的形式尝试与人约会。乔伊指出，他可能会在 3 个月后的下一次治疗更新回顾前终止治疗。乔伊知道，如果他愿意，可以选择进行强化治疗。

<u>　乔伊　</u>　　　　　　　　　　　　　　　　<u>科里·纽曼</u>

来访者签名　　　　　　　　　　　　　　　治疗师签名

日期　　　　　　　　　　　　　　　　　　日期

<u>　今天　</u>　　　　　　　　　　　　　　　　<u>　今天　</u>

□治疗会持续到下一个治疗阶段　　　　　<u>不适用</u>

□下一个治疗阶段安排强化治疗　　　　　督导师签名（如果有）

☑下一个治疗阶段终止治疗

这个治疗更新计划显示了对 CBT 治疗进展评估的许多关键特征，包括基于 *DSM* 的 5 轴诊断（乔伊符合广泛性焦虑障碍的编码诊断，以及单次的轻度抑郁症发作）；乔伊治疗前后的贝克量表得分（其中在《贝克抑郁量表》和《贝克焦虑量表》上的改善）；来访者的问题和优势清单（以及潜在的治疗阻碍，如乔伊的病耻感）；治疗目标及其具体的可测量基准；对来访者辅助药物治疗的回顾（不适用于乔伊）。最后，乔伊和治疗师都写了简短的书面文字说明，表格的最下方还有签名和一个勾选框，表明乔伊的治疗是否会在下一个为期 3 个月的治疗更新计划之前结束。

具备胜任力的治疗师知道如何以权威而不专制的方式向来访者呈现和分享对治疗进展的评估；在讨论各自对来访者实现治疗目标的看法方面进行合作，并共同讨论如何克服实现这些目标的阻碍；并在披露来访者的诊断等数据方面保持敏感性。在乔伊的例子中，他的重度抑郁发作已经从摄入性访谈时的"中度"降为当前的"轻度"。尽管他仍然符合广泛性焦虑障碍的标准，但他的《贝克焦虑量表》评分逐渐稳定下降表明他的这一问题正在得到缓解。重要的是，酒精滥用的临时诊断（在摄入性访谈时）现在可以完全排除，因为乔伊在这一点上完全超出了治疗师设定的治疗目标期望。此外，鉴于乔伊长期回避约会，并一直维持着不可爱的图式（典型的是他认为他对潜在的女朋友"没有什么可给予的"），治疗师原本考虑添加社交焦虑症的诊断。然而，鉴于乔伊不抑郁的时候在非恋爱和非家庭关系中非常善于社交，加上他在解决约会恐惧和改善自我形象方面都取得了进展，治疗师最终选择不添加这一诊断，而是将其视为需要进一步监测的"亚临床"问题。治疗师在考虑回避型人格障碍的诊断时采取了类似的方法，即认识到乔伊在接受治疗时符合该障碍的几个标准（例如，由于害怕被批评、被反对或被拒绝而逃避职业活动；害怕在亲密关系中被嘲笑或羞辱；认为自己在社交上笨拙，不如他人），而实际上乔伊正在改善面对不舒服和不熟悉的情况（包括在可能被他人评价的情况下），治疗师决定不添加这个诊断。乔伊很高兴有机会写下他对治疗更新计划的反馈，在谈到乔伊

"诙谐、幽默"的个人优势之前（见前文的表 8.1），他对治疗师说，他的治疗更新计划表明他已经"从 1 级飓风降级为热带低气压"。

利用督导监测和评估治疗过程

尽管 CBT 督导师有责任帮助受训治疗师掌握实践 CBT 的知识、技能和态度等胜任力，但他们知道，他们的首要任务始终是促进来访者的健康。因此，每一次督导会谈通常都涉及对来访者状况的更新，回顾来访者对治疗的反应，以及计划如何使来访者从即将到来的会谈中获得治疗效果。对受训治疗师来说，他们必须把来访者的需求放在首位，愿意向督导师准确、全面地披露他们与来访者的工作情况，即使这种披露有可能使受训者的治疗过程看起来并不成功。这反映了前面几章提到的胜任力的态度，治疗师作为一个成功人士的"形象"远不及对来访者真实的临床状况那么重要。督导师有责任创造一个安全、包容的环境，以促使受训者愿意陈述事实，同时受训者也有相应的责任，与督导他们案例的资深治疗师积极合作，后者对受训者的治疗最终负责（见 Ladany，Friedlander，& Nelson，2005）。而促进受训者和督导师之间的这种胜任的、以来访者为中心的交流方式的一种实用方法是，前者提供会谈记录以供评估，后者投入时间来听取或观看这些记录。这是一种可以有效地在督导中保持数据同步的方法（Newman，2013）。

在下面展示的督导会谈片段中，受训的实习治疗师积极寻求督导师的帮助，以应对一位病情不稳定的具有挑战性的来访者。督导师做出回应，以协助受训的治疗师评估来访者的进展（或缺乏进展），提出良好概念化的干预措施的建议，并在 CBT 中使用最佳的实践。

督导师：（阅读受训者的会谈记录。）来访者的贝克量表分数上升了很多。

受训者：我在"Q女士"的问题上遇到了麻烦。这是我第三次认为她的情况好多了，但在接下来的治疗中，她又处于完全危机状态。我不知道是该不信任她说的话，还是怀疑我自己的判断力，还是两者兼而有之。

督导师：嗯，我很欣赏你的坦诚。让我们继续关注你刚才提到的"信任"问题，但首先——你评估过她的自杀风险吗？

受训者：当然，就像前两次一样。在会谈一开始，她说："我其实真的不想死，但如果我继续把生活搞得一团糟，我也不想活了。"然后我问是什么引发了她的自杀倾向，通常是她个人生活中的一些事情，她与爱人发生激烈的争吵，然后停止争吵，之后她觉得自己不可爱，被遗弃，然后她想死。然后我试图给她支持，我们谈论她如何学习控制愤怒和相关行为的技能，我们制订了一个安全计划，在会谈结束时，她说服我相信她不会再伤害自己，她不需要住院。

督导师：这是一个很好的总结。这和我三周前在你和她会谈的视频记录上看到的非常吻合。你现在也用视频记录了我们即将回顾的这次会谈吗？

受训者：记录了。

督导师：我想我也应该看看这次会谈。你想在这次督导中花一些时间一起看吗？

受训者：看录像并不容易，如果你能指导我帮助Q女士，让她状态变得更稳定，那就太好了。

督导师：好吧，让我们10分钟后开始，但我首先有几个问题要问你。在不假定你不能信任她，也不能信任自己判断力的情况下，你如何根据你对她的了解来概念化她的这种模式呢？

受训者：嗯，首先她的诊断是边缘型人格障碍，但我不喜欢这样给她贴标签。

督导师：好吧，别给她贴标签。让我们看看她的功能方面，并试着去理解。什么因素可以解释她从状况良好迅速下滑到有自杀倾向的状况，你如何利用这些信息来制订治疗计划？

受训者：嗯，说到不信任，Q 女士有强烈的不信任图式，这通常会导致她指责别人，比如她的妹妹、男朋友，然后他们会对她感到厌烦，要么也冲她发脾气，要么退缩，然后 Q 女士的愤怒变成了绝望，因为她的被遗弃和不可爱的图式被激活了。这看起来像是非常容易绝望和发生自杀的时刻，但 Q 女士会如实地把这些感受告诉我，她总是很配合安全计划。幸运的是，她从未真正尝试过自杀。不幸的是，回顾这些混乱时，她觉得自己像一个失败者，不断地把自己的生活搞砸，周而复始。我也不知道如何取得实质性进展。

督导师：再次强调，听起来你已经做了不错的个案概念化，你不需要怀疑她的自述或者你自己的临床判断。然而，现在这是 Q 女士第三次突然出现功能下降，我们必须找到改变这种模式的方法，也许可以从对治疗计划进行策略性改变开始。

受训者：你有什么建议？

督导师：嗯，我现在陈述几个想法，但在我们看完录像之前，我不会告诉你太多，到时候我们可以一起评判。好的一点是，证据表明 Q 女士和你关系良好，并一再愿意制订和执行安全计划。这本身是积极的，但也表明她可能在配合其他自助建议方面掌握了一些"花招"，这可能是你们下一次会谈的重点。此外我也觉得要从多个角度去解决她的问题。

受训者：我也是这样想的。我在想，需要更多地教育她关于图式的内容，了解她的图式是如何被激活的，又是如何导致情绪和行为控制不

督导师：足，以及接着如何导致后果，而后果又强化了图式。

督导师：对！你必须采取的另一个治疗角度是什么？

受训者：技能培养。比如预测某些情境并提前练习如何应对。也许我们可以使用角色扮演练习。

督导师：很好，还有呢？

受训者：嗯。自我抚慰？当她负面情绪高涨时，也许可以有一些自我照顾的计划。我们还没讨论过这个。

督导师：你显然已经在正确的方向上。根据已经发生的事情来更新她的治疗计划是一个很好的方式。与此同时，继续密切地监测她的情况，让她继续填写贝克量表，根据需要继续安全计划，也许可能需要每周和她预约两次而不是一次，此外，如果你在两次治疗会谈之间需要紧急督导会谈，请随时联系我。

受训者：谢谢。很高兴知道这一点。我们能进一步谈谈新治疗计划的细节吗？

督导师：是的，现在让我们看这个视频，并以此为跳板，提出一些想法。

在上述例子中，来访者的需求得到了充分的关注，但督导师也试图教育、支持和引导受训治疗师。这次督导合作非常好，双方互相尊重，并对来访者负责。督导师和受训者根据来访者的情绪和思维的客观测量、过去的行为以及会谈视频录像的初步数据，对来访者的危机进行了概念化并提出假设。

评估结局

"结局（outcome）"一词的定义并不统一，因此需要加以界定。最常见的定义是来访者在治疗会谈结束时——通常也被称为"终止"（第 9 章对这一主题有更深入介绍）——的心理状态（例如，已经痊愈的诊断；整体适应功能水平的提高；认知状况的改善和行为变化；情绪状态的稳定和好转）。根据这个定义，如果来访者在最后一次治疗会谈中表现出了上述改善，就可以认为他取得了积极的结局。同时，结局这一概念必须包含对治疗效果在治疗会谈结束后的长期维持的考量。一些临床精神疾病，如双相情感障碍、精神分裂症、物质依赖和其他具有慢性病程和阶段性复发倾向的疾病，通常需要更长期的结局来定义。在这些情况下，最好的结局（当然）是精神疾病的永久缓解，但合理的良好结局可能是症状发作之间的间隔时间延长、持续时间缩短以及症状强度的减轻（见 Lam，Hayward，Watkins，Wright，& Sham，2005；Scott et al.，2006）。

理想情况下，如果来访者在经过一段时间的改善后症状再次出现，他们会事先在治疗师的指导下进行症状的自我监控，应用他们在 CBT 中学到的知识，并评估他们是否能够从这种暂时的挫折中恢复过来，从而增强他们的自我效能感和希望感。在 CBT 中，来访者被教导不要以全或无的思维方式看待他们心理状态的波动，比如一个极端是来访者感到沮丧、自责，并认为自己依赖治疗（或者更糟糕的是，认为治疗不能真正地帮助他们），另一个极端是忍耐和自我否认（认为他们绝不能再回到治疗中，因为这意味着承认治疗失败了）。而中间立场包括如下方面。

- 知道自己的症状通常不会"完全消失"，并且某些复发是可以预料且不必害怕的。
- 认识到重新出现的症状不一定是全面复发的信号，及时积极地对这些症状做出反应可以有效地防止全面复发。
- 知道复发不意味着治疗失败，也不是依赖治疗的迹象，而是来访者发挥自己的 CBT 技能的机会，用比过去更有效的方式帮助自己渡过难关。
- 如果有必要，特别是在生活环境变得特别艰难的情况下，可以自由决定是否继续接受强化治疗或进行另一轮治疗。

总之，治疗师通过寻找客观的迹象，表明来访者在治疗过程中有所改善，在疗程结束时明显好转，并且这些改善在治疗完成后能够长久维持。

 本章重点

> - 在 CBT 中，要对来访者的进展进行有效监测，需要定期、反复地使用多种客观方法来跟踪他们对治疗的反应。
> - 治疗师需要让来访者积极地参与到对自我进展的评估中。
> - 可以使用多种简便的自评量表来监测来访者的症状，评估他们对治疗的看法，并评估他们在利用 CBT 自助技能方面的熟练程度。具备胜任力的治疗师特别留意来访者病情恶化的迹象，并利用这些信息采取补救措施。
> - 来访者使用 CBT 家庭作业的数量和质量是评估他们实际应用治疗会谈中学到的技能的重要指标，因此也是预测他们是否能通过 CBT 获得和维持收益的可能性的重要指标。
> - 征得来访者的签名许可，以便与其家庭成员和其他负责治疗的专业人员沟通其情况，这有助于治疗师全面了解来访者的功能状况和对 CBT 反应。
> - 治疗更新计划是正式的、书面的、定期的来访者病情评估报告，咨询师与来访者分享治疗更新计划，并制定持续的治疗目标和干预措施。
> - 具备胜任力的 CBT 督导师会为受训治疗师提供一个安全的环境，这样受训者可以披露他们在与来访者取得进展时遇到的问题。督导师花时间听或观看受训者的会谈记录，以便对来访者

的数据保持密切关注。

- 具备胜任力的治疗师对来访者"结局"的评估强调治疗效果的维持、长期追踪和对来访者症状复发的管理。

第 9 章

维持治疗效果和计划终止

"给我们武器，我们就能完成这项任务。"

温斯顿·丘吉尔（Winston Churchill）

　　强有力、结构良好的开始和结束能够提升治疗会谈的效果，同样，整个治疗过程也受益于积极、精心设计的开始和结束。第 2 章已经讨论了在治疗开始时，治疗师坚定地引导来访者接受 CBT 的优点，而本章将重点讨论治疗师的另一种胜任力，帮助来访者在他们快要结束治疗时，获得掌控感和希望感——让来访者获得一种问题得到解决的积极感受，而这有利于维持治疗效果。

帮助来访者维持治疗效果

　　在研究文献中，最重要的发现之一是良好的 CBT 具有持久的影响力（Hollon，Stewart，& Strunk，2006）。那些受益于 CBT 的来访者往往注重技能学习，从而令他们的治疗效果最有可能长久维持。除了在治疗会谈中学习到的技能能帮助来访者获得治疗效果，定期的家庭作业任务也可以强化和巩固这种效果，还可以通过行动计划使得治疗效果长期维持。换句话说，不要在来访者表现出持续稳定的进展时，直接结束治疗，就好像在说"你已经准备好了，祝你好运"，具备胜任力的 CBT 治疗师会用"未雨绸缪（Thinking ahead）"的策略帮助来访者为终止治疗提前做好准备。未雨绸缪包括如下方面。

- **预测未来的应激源**（如预测高风险情况）。例如，乔伊开始认识到，将喝酒作为应对压力的策略会在很多方面使他的状况恶化，因此他和治疗师一起设计了预防复发的计划。尽管这个计划并不一定要求他绝对戒酒，但它确实给乔伊提出了几个可行的行动方案，以应对高度焦虑的征兆（例如，灾难化思维、肠胃不适、回避解决问题）。乔伊同意利用前几章中描述的许多方法，如理性反应、放松和呼吸控制，积极参加能给他带来成就感的活动，而不是喝得酩酊大醉。通过这么做，乔伊投入了更多的时间练习新学到的应对技巧，同时有计划地延长喝酒冲动和喝酒行为之间的间隔时间，这是一个有效对抗冲动的计划。此外，乔伊和治疗师还确定了一些可能需要他将上述计划付诸行动的情境，例如，他是否会经历工作变动，或者与哥哥鲍勃见面。对乔伊来说，预防复发意味着要意识到这些（和其他）即将到来的情境，并准备好熟练地应用这些建设性的应对技巧。

- **来访者指导自己使用认知预演来度过困难时刻**。在治疗的后期，乔伊表现出了识别"最糟糕的情境"思维的高超技巧，以至于他不再允许自己说出"我要崩溃了"或"我做不到"之类的话。相反，他会在脑海中预演可能发生的情况，并指导自己对自己说提升自信的话，把注意力和精力投入解决问题，而不用灾难化思维看待这种情况。乔伊变得擅长创造和编辑一系列建设性的自我陈述，用于可能遭遇的困难情境，包括"我将毫不迟疑地直面这个问题，所以至少在这一点上，我会为自己感到骄傲"和"我越早知道我所面临的问题，我就能越早地着手做我需要做的事情"。

- **将治疗过程中产生的诸多内容做成随身提示，以供定期复习**（例如，应对技巧卡片、完成的自动思维记录表、治疗会谈的录音、在困难情境下可联系的支持者的通讯录）。乔伊创建了一个文件夹，里面保存着他完成得最好的自动思维记录表，当他注意到焦虑加剧、自信心降低时，复习自动思维记录表对他非常有帮助。通过阅读一系列对他最有帮助的理性反应的例子，乔伊提醒自己，他具备认知能力来正确看待各种情况，这样他就不会崩溃。此外，乔伊录制了许多治疗会谈，这样他能够回顾以前的治疗过程，来提醒他在 CBT 中的工作。乔伊确保这些录音有密码保护，并且给每次会谈起了一个独特的文件名，这样他就可以识别每次治疗会谈的主要焦点。乔伊再一次表现出了幽默感，他把会谈命名为美剧《老友记》（*Friends*）的剧集名，比如"乔伊决定……"。

- **创建一个"待办事项"清单，为未来的心理成就打下基础**，利用来访者在 CBT 中获得的技能进一步取得成功。乔伊很高兴，他现在能够公开讨论他与哥哥鲍勃重新建立联系的目标，他写了一封信，并对此感到自豪。乔伊成功地在会谈中大声朗读了这封信，然后把它寄给鲍勃。更重要的是，乔伊的目标是与鲍勃重建关系，也能以平和的心态接受鲍勃永远不会回应他的可能性。同样，乔伊现在活跃在两个约会网站上，他正在和多位女性交换信息。他的下一个目标是与其中一名或多名女性进行非正式约会，比如喝咖啡。然而，从长远来看，乔伊想建立一种认真、忠诚的关系，而且他比之前更坚定地认为这段关系将会出现。同样，虽然乔伊不太清楚何时会出现，不过乔伊没有必要在找到女朋友之前一直接受治疗。但是对这个目标的追求，本身代表了他在 CBT 中取得的成果以及成果的延续。

- **要求来访者"与自己进行一次 CBT 会谈"**（见 J. S. Beck，1995）。当来访者与治疗师会谈的频率逐渐减少时，来访者可以通过在家里进行一次自助会谈来填补治疗日程上的空白，像在治疗室内的会谈一样，也许可以安排在之前会见治疗师的同一天的同一时间段。当乔伊不再每周二参加会谈时，他偶尔会在家里自己模拟一次 CBT 会谈，在这个过程中，他会填写一份自陈情绪量表；回顾过去一周的应激源，评估自己的应对方式；评估他的个人优势和积极事件，以免忘记或忽视它们；至少做一次关于思维反刍的自动思维记录表；为提高掌控感和愉悦感计划下一周的活动；书面记录下当前生活中所遭遇问题的解决计划（例如，如何对他在网上认识的某位突破他界限并违背他意愿的女性，既保持礼貌又表现得自信果断）。

在帮助像乔伊这样的来访者完成上述任务时，具备胜任力的治疗师随后会向来访者强调，希望来访者将 CBT 的治疗计划作为自己的生活方式，从而尽可能地促进自己的健康，提升未来的应对能力。在现实世界中，复发时有发生，情绪障碍的绝对治愈确实很少。然而，如果治疗师和来访者明确地将预防复发作为一个关键的议程，来访者将有机会为各种压力做好准备，否则这些压力可能会导致来访者倒退回之前糟糕的境地。

胜任的治疗终止

治疗的"终止（termination）"作为一个概括性的概念，通常会有各种各样的形式（Davis，2008）。最好的终止形式是，治疗师和来访者就如下达成一致：来访者确实已经实现了治疗目标，也不再需要定期、有计划的会谈。治疗结束后，来访者依然充满信心和希望，来访者提出的问题基本上得到解决，他的症状也明显改善。治疗师和来访者对他们作为一个合作团队所取得的成就感到很乐观，来访者已经从概念上和技术上掌握了自助技能，这些技能将有助于来访者维持治疗效果（Sperry，2010）。

虽然不是所有的终止都会发生在上述理想的状况下，但治疗师可以采取一些重要的措施，也许在治疗早期就开始，以最大限度地提高治疗结束时来访者的积极体验。例如，某些来访者可能希望在他们学习 CBT 自助方法之前就停止参加会谈。如前所述，具备胜任力的 CBT 治疗师通常会征求来访者的反馈，以便更好地了解来访者对目前治疗进展的想法和感受。当有迹象表明来访者对继续治疗感到不满意或不确定时，具备胜任力的治疗师将尝试进行一些合作性的问题解决，希望以更愉快的方式继续治疗。另一方面，具备胜任力的 CBT 治疗师可以有效和巧妙地处理那些因为没有取得足够的进展而需要终止和转介的情况。此外，具备胜任力的治疗师知道如何恰当地处理复杂的临床状况：多年来，同一个长期的来访者在不同时期经历了多次治疗。本章将阐明上述情况中涉及的一些因素。

终止：在 CBT 中公开讨论的议程

终止是一个很容易回避但又必须讨论的问题。结束治疗的准备工作应该提前开始，甚至可能从治疗的一开始就准备（见 J. S. Beck，1995）。例如，治疗协议可能会明确说明治疗是有时间限制的，甚至可能会具体说明治疗会谈的次数范围。与之类似，当治疗师和来访者建立初始治疗计划时，可能会提及双方会协商定期评估治疗状况（例如，每 3 个月），通常是书面形式的"治疗更新计划"（见第 8 章）。治疗更新计划除了能够很好地监测治疗质量和来访者的进展外，还允许在双方知情的情况下讨论终止治疗的议题。治疗师也可以将终止治疗作为他们日常对话的一部分，在日常对话中暗示 CBT 的治疗目标，以及这些治疗目标将如何在治疗结束后体现在来访者的生活中。以下是 CBT 治疗师在治疗早期会提出的一些评论和问题。

- "你觉得哪些迹象表明你正在康复，你认为哪些迹象可以让你看到我们一起工作的'终点'？"
- "在我们一起工作的过程中，我们将衡量你的表现如何。在某个时候，随着你的进步，我们可能会减少会谈的频率，如果你继续表现出色，我们将讨论如何结束会谈。"

- "在 CBT 中，我们将接力棒传递给来访者。换句话说，我会教你一些应对技巧，让你在日常生活中练习这些技巧，直到它们成为你的习惯，在未来你会从中受益。"
- "提前考虑一下，当你最后一次走出这间咨询室的那一天来临时，除了你从治疗中感到自信和充满希望，你还期望自己的生活会有哪些改变？"

这些评论和问题告诉我们，来访者最终能够结束治疗，独立成长本身就是治疗目标之一，治疗师要相信来访者能够有学习、成长以及独立自主的能力，以及治疗是有方向的。良好的 CBT 既不神秘也不难以捉摸。因此，具备胜任力的 CBT 治疗师会让他们的来访者了解治疗师试图完成什么工作，他们将如何努力做到这一点，以及大约需要多长时间。

来访者有时会自己提出终止治疗的话题，具有良好倾听技巧的治疗师会听到来访者话语中的"细微线索"，即他们对终止治疗的疑问或担忧。以下是来访者抱怨的例子。有的人直接坦率，其他人则不然。

- （恼怒的语气）"我还要来这里多久？"
- "当你结束在这里的实习期后，我会怎么样？"
- "如果到了我应该好转的时候还是没有好转，该怎么办？"
- "你知道吗，你是唯一一个我愿意谈论这些事情的人。"
- "如果我不做家庭作业，你会把我赶出去吗？"
- "我的上一个治疗师不再见我了，因为我经常无法参加会谈。你也有'用进废退'的规则吗？"
- "嘿，如果我再次感到痛苦，可以再打电话给你，然后回来吗？"
- "你能永远做我的私人教练吗（笑）？"

　　我们可以生动地想象来访者在表达上述观点时的情绪，从对尽管没有兴趣但被强制要求参加治疗的愤怒感，到对治疗师不会永远在那里的焦虑感和失落感，以及介于两者之间的其他情绪。本着 CBT 的精神，治疗师会希望在回应来访者之前，更详细具体地探讨这些观点，以免忽视来访者思维的细微差别。例如，在乔伊的治疗早期，他也问了治疗师上面的问题，"如果我在应该好转的时候还是没有好转，该怎么办？"于是，接下来的对话重点强调了关于这个问题的讨论。注意，治疗师并不是简单地给出一个随便的回答；他首先试图更好地理解乔伊的担忧。

治疗师：这是一个很好的问题，我很高兴能和你讨论这个问题。假如你的状况没有得到及时改善，你有哪些担忧？

乔　伊：你知道，我担心我的事业，包括经济状况。我选择 CBT 正是因为我听说它不是长期治疗，我想确保治疗成本是确定的。我不想再增加更多的担忧。

治疗师：我完全理解你对经济的顾虑。我想确保我们都非常积极地参与治疗，这样你就可以尽快得到改善。这就是为什么我们会制定一个有结构的讨论议程，并完成家庭作业，让你学会自助技能，等等。

乔　伊：好的。我知道你为我竭尽全力，我也知道我们进展得很快——有时有点太快了，但这没关系，因为这总比原地踏步好——但我仍然担心我不会取得进展，我们不得不停止治疗，然后我该怎么办？

治疗师：所以不仅是治疗成本的因素让你担忧。你还担心即使我们都努力，你也不会有所改善，然后如果我们不得不停止治疗，你会被冷落。我说得对吗？此刻，你脑海中有什么想法？

乔　伊：我想象着有一天你走进来对我说，"好吧，乔伊，我已经尽力为你做了我所能做的一切，所以我想我们的工作到此为止了。抱歉。"

治疗师：首先，那是绝对不会发生的。我绝不会就这样放弃你的治疗。在治疗过程中，我们是合作伙伴，所以我会开诚布公地与你提前讨论每一个重要的问题，比如，如何结束治疗以及何时结束治疗。

乔　伊：好吧，但我依然担心我无法克服焦虑，工作情况会变得越来越糟，留给我的治疗时间不多了，我的状况比以往任何时候都糟糕。然后你告诉我，我需要药物治疗，并把我转介给其他人，然后我又回到原点。

治疗师：乔伊，我很感激你对我的信任，如此坦诚地表达了你的担心。这也给了我一个澄清事实的机会，这也是我们解决一些问题的机会。不去灾难化地展望未来，这也是治疗计划的主要目标之一。即使我们都认为，你可以从药物治疗中受益，这并不意味着我们的工作就结束了。许多来访者会从 CBT 和药物联合治疗中取得治疗效果。所以如果你坚持服药，我们也不必终止 CBT。但目前来说，这些讨论远远超过了当前的治疗内容。现在，我认为我们必须继续努力实施治疗计划，亲眼看看你做得怎么样，而不是先预期最坏的情况。为了确保我表达得足够清晰，请你告诉我，你是如何理解我刚刚说的话的？

乔　伊：你不会突然放弃我，我们将继续积极地进行 CBT，看看会发生什么，可能会需要药物治疗，但我们还没有到那一步，即使走到那一步，我仍然可以继续进行 CBT。

治疗师：还有其他的吗？

乔　伊：呃，我担心治疗花费是完全合理的，但是这种疗法进展得很快，我正在学习自助技能，所以很有可能我会做得很好，而且我不会在这个过程中破产，我也不必如此灾难化。

治疗师：（笑。）嗯，差不多就是这样。我希望我的话听起来也很有同情心！

乔　伊：是的，你有。（停顿。）太奇怪了。一方面，我担心接受治疗的时间太长，花费太多，但另一方面，我也担心治疗结束得太早，我还没及时康复。好像我把自己困在了"第22条军规①"里。

治疗师：如果你愿意，我们可以把这个问题变成家庭作业。你愿意用自动思维记录表来应对你的担忧，并尝试提出一些理性回应来改变你对"没有及时康复"的担忧吗？另外，你能具体谈谈你对"回到原点"和"第22条军规"的预期想法吗？如果你能做到这些，那就太好了！

总之，具备胜任力的 CBT 治疗师不会回避关于终止的讨论，还会利用这个机会用良好的评估技巧着眼于问题解决，共情地处理来访者的担忧。

终止和"长程的"情况

尽管 CBT 被认为是一种有时间限制的治疗方法（其中强调了有效利用时间，并教会来访者更好地成为自己的治疗师），但有些临床问题（如双相情感障碍）往往会自然地复发，因此可能更适合由断断续续的 CBT 会谈组成的治疗方法。换句话说，有些个案的治疗最好是"长程"的，而不像单独的疗程一样有明确的终止。例如，一位患有双相情感障碍的来访者在大学一年级时接受了一轮 CBT 治疗，包含大约 20 次门诊会谈，其中一些是以"强化（booster）"会谈的形式间隔开的治疗。在接下来的 2 年里，她回来参加了 2 次"检查（check-up）"会谈，在她大四的时候，当她因为升学和参加医学院

---

① 英文为 Catch-22，比喻自相矛盾，无法摆脱的困境。——译者注

面试而处于压力之下时，她又回来参加了另一轮由 10 次会谈组成的"治疗单元（module）"。5 年后，来访者以医科实习生的身份回到该地区，当她注意到自己睡眠不足使她面临躁狂复发的风险时，她又回来参加了另一轮 CBT 会谈。当医学实习期结束后，她按计划终止了治疗。将近 10 年后，她再次回来参加 CBT 会谈，当时她正因经历工作与家庭的冲突而导致压力倍增，而这轮会谈是在来访者空闲的时候进行的（在大约 2 年时间内断断续续进行），最终以再一次"终止"而结束。总的来说，近 20 年来，这位来访者大部分时间都在服用药物，功能良好，也不需要一直找她的 CBT 治疗师寻求治疗。然而，对她来说，能够在最需要的时候回来参加 CBT 会谈是非常有帮助的。

当来访者单方面停止参与会谈

有时来访者会突然停止接受治疗，既没有与治疗师讨论过这个问题，也没有完全实现治疗目标。典型的情况是，来访者未能如期赴约，然后不再回复治疗师的电话。类似地，来访者可能会取消预约，但再也没有重新安排会谈日程。有证据表明，这种过早终止与糟糕的长期治疗结局相关联（见 Dahlsgaard，Beck，& Brown，1998），因此对 CBT 治疗师来说，重要的是，不要让缺席的来访者在还没有真诚地沟通和可能重新回到治疗的情况下，就不来了。当然这么做，需要智慧和专业，因为 CBT 治疗师不希望传达这样的信息，即只有治疗师知道什么最符合来访者的利益。相反，治疗师需要传达的是一种恰当的关心。治疗师可以采取邮寄信函或者语音信箱留言的形式。邮寄信函要为来访者保密，寄信地址不能让外界得知来访者收到的是心理健康专家的来信。以下独白代表了治疗师试图按照上述准则通过语音信箱留言与来访者沟通，并附有继续进行治疗的理由和建议。

治疗师：（给来访者的语音信箱留言，之前来访者错过了最近几次会谈并且没有接治疗师的电话。）你好，我是纽曼，我正在随访。因为很久没有得到你的消息了，我想知道你现在怎么样。我希望，你的离开意味着你过得不错，已经不需要继续治疗。如果是这样，我想祝你一切顺利，我也想让你知道，如果你想在未来预约一两次强化会谈，我的咨询室的大门永远向你敞开。无论如何，我希望你给我回个电话，让我知道你目前的状况。另外，如果你感兴趣，我想邀请你参加一次总结会谈（wrap-up session），我们可以在会谈中回顾我们所做的工作，并制订一个长期的维持计划。欢迎你随时打电话给我，我们就可以找个时间安排见面。另一方面，如果你感觉不舒服，或者在我们之前的某次会谈中你感到不满意，我非常乐意倾听你的心声，我会非常积极地尽我所能为你提供帮助。如果你希望找其他治疗师，并且希望我提供一些建议，我也很乐意为你推荐。所以，我想说的是，我希望你一切安好，我希望收到你的消息，见到你我也会很高兴，即使仅仅只是为了一次总结会谈，为你制订一个预防复发的计划。保重！

如果来访者没有回复语音信箱留言，明智的做法是用一封信件来跟进——使用和上述语音信箱留言示例相同的友好语气——告诉来访者他的档案已经封存，但欢迎来访者将来随时联系。这封信件还可能会附加上一位或多位其他治疗师的姓名和他们的联系方式，以便来访者希望被转介到其他地方时使用。

如果来访者明显有严重的心理困扰，但缺席治疗，治疗师可以以更急切一点的语气表达，但仍然要传达对来访者自主权的尊重。以下是治疗师为解决这种更严重的情况而发出的正式信函的摘录。

"如果你不想与我进行任何进一步的会谈，我认为你一定有充分的理由，我当然会尊重你的决定。我希望你能寻求其他人的帮助，因为在你经历如此多个人困难和症状的关键时刻，积极治疗是非常重要的。我也希望你能继续维持药物治疗，或者至少与你的精神科医生讨论你的选择。非常重要的是，不要让自己什么都不做。如果我能帮上忙，我很乐意与你见面。最重要的事情是，你需要和一位愿意帮助你的专业人士一起开始定期治疗。"

在上述信件中，治疗师明确地表示，这一切的重点都是为了全面关注来访者，而不是关注治疗师的个案数量或自我。

治疗师的信件还传达了这样一个明确的信息，即突然、无计划地终止治疗对来访者是不利的，尤其对那些症状仍然很严重并且可能还处在风险中的来访者来说。

有挑战性的案例的终止时机

何时终止治疗，在某种程度上是一种平衡的艺术。一方面，伦理上有硬性要求，不能突然抛弃这些寻求帮助的来访者。另一方面，有一个与之相反的伦理考量是，避免没有显著治疗效果时过度延长治疗疗程。在实际临床实践中，这两者的中间地带很宽泛，给治疗师和来访者留了充足的回旋余地，以合作的态度来共同确定在逐渐减少会谈频率和立刻结束治疗之间的最佳行动方案。

对治疗师来说，处理某些类型的来访者时，会面临持续的管理挑战（例如，慢性、有严重的自伤风险；对治疗方案的配合度低；频繁的危机事件；反复突破治疗师的个人边界），因此治疗师有一种结束治疗的愿望，而且把"来访者没有改善"的"事实"作为借口。然而，在这种情况下，治疗确实为患者的生活提供了最重要的稳定感和锚定感（因此也具有价值），尽管治疗师难以在治疗中实现可测量的积极变化，但突然停止治疗也可能对患者的福祉造成明显的有害影响。那么治疗师该怎么做呢？以下陈述很有启发性："**在治疗中，迅速地设定标准和限制，但不要那么迅速地终止治疗。**"换句话说，如果一个来访者似乎非常需要专业的监督，但在治疗中没有迹象表明产生了治疗效果，那么最好为来访者和治疗师设定更高水平的标准（例如，继续关注治疗目标的实现；继续布置具有挑战性的家庭作业；继续就来访者寻求同行磋商），而不是草率地结束治疗。

请注意，尽管有充足的证据表明患者并未因治疗而得到改善，但患者处于高风险状态（例如，正经历悲惨的生活事件；自杀意念恶化；正在经历躁狂发作；在联合药物治疗中出现问题或困难），在这种情况下，具备胜任力的治疗师可以为这些来访者提供紧急的监护和支持服务。直到危机过去之后，再考虑终止治疗或转介才是比较合适的时机。

重申一下，当来访者在很长一段时间内没有在治疗上取得进展时，这并不一定意味着需要结束治疗，但这肯定表明治疗师和来访者需要公开评估是什么阻碍了治疗进展，重新审视并修改治疗计划，解决治疗在来访者的生活中的功能问题——无论是适应的还是不适应的。这种策略是让治疗无休止地进行下去而不考虑成本和效益之间的平衡（一方面），与草率地结束治疗（另一方面）之间的折中办法。能够找到"折中办法"是具备胜任力的 CBT 治疗师展示其深思熟虑、审慎处理问题的一个例子。

为了便于与具有挑战性的来访者就终止治疗（这一主题通常可能很棘手又压力重重）进行沟通，治疗师可以选择将来访者进展不足的问题以及来访者对终止的可能考量作为正式的定期治疗更新计划（见第 8 章）的一部分。这可以作为治疗的一个常规部分，每 3 个月进行一次，如此一来，治疗师和来访者都有"家庭作业"为回顾前一周的治疗做准备。因此，"治疗应该在接下来的 3 个月内继续，还是我们应该在这段时间内结束治疗？"这个问题是在常规的治疗中提出的，而不是在治疗师或来访者感到沮丧的时候突然提出的。具备胜任力的治疗师也应该做好准备，并在来访者主动提出终止治疗的时候给予回应。理想情况下，治疗师应该从倾听来访者开始，而不是立即以一种可能被解读为防御性的方式做出回应。这种情境给治疗师提供了一个有利机会去检查治疗计划忽视的内容，并增强双方合作解决问题的意识。

敏感地处理终止时的丧失感

对一些来访者来说，治疗的结束可能是一个高度情绪化的时期，具备胜任力的治疗师必须对这种偶然情况非常熟悉和警觉。许多治疗师自己在与他们密切合作并建立了真正联结的来访者告别时，都会感受到一种怅然若失的悲伤。从某种意义上来说，积极的治疗终止就像高中毕业一样，这是治疗师（老师）和来访者（学生）都感到无比自豪的时刻，他们共同回顾来访者所取得的成就，来访者带着兴奋和情有可原的忧虑去展望未来。终止治疗可能又不同于高中毕业，因为如果来访者愿意，可以再回到咨询室。强化治疗可能是长期终止治疗过程的重要部分，来访者可以逐步减少治疗频次，并且（或者）心里有一个安全保障：知道如果有需要，可以随时回来进行定期"检查"。

对于治疗师来说，重要的是不要低估终止治疗对某些来访者情绪上的影响。其中一些来访者在开始治疗时，感到孤独和（或）被误解，却在治疗中体验到一种罕见的被接纳感，并与治疗师建立了独一无二的羁绊。尽管治疗目标之一是帮助来访者在咨询室之外建立自己的支持系统，但治疗结束对来访者来说，可能仍然代表着巨大的丧失。能够共情的治疗师会真正地理解这一点，虽然治疗师无法说"我将永远在你需要我的时候，随时提供帮助"，但他们可能会说："我的咨询室的大门为你敞开，未来在我有空的时候，你可以随时回来参加强化治疗。"同样，尽管有良好边界感的治疗师不能说，此刻的治疗关系终止标志着两人的关系从治疗关系转变成一种更私人的关系（即使来访者可能会喜欢这种立场），但他们可以明确表示非常珍视和来访者一起工作的时光，他们将非常想念来访者，也欢迎来访者就他们的近况与他们交流。

乔伊的 CBT 终止

在进行了 4 个月的认知行为治疗（总共 17 次会谈）后，乔伊相信他在各项主要的社会功能指标上都做得更好了，治疗师也基本上同意这一点。乔伊的广泛性焦虑障碍症状明显持续地改善，现在他的抑郁症状也已经部分缓解，酒精摄入量大幅减少，他在工作中更多地利用问题解决去应对，而不是灾难化或者回避。此外，乔伊看了医生和牙医（他已经到牙医那里治疗了 4 颗龋齿中的 2 颗！），他给鲍勃发了一封电子邮件（并且很好地应对了鲍勃没有回应的情况）。他有过一些非正式的约会，不过，这些约会所引发的焦虑多于对他的吸引力，但是他正在"寻找窍门"，并愿意继续尝试。最后，乔伊选择每隔 1 周预约 1 次治疗师，再进行 3 次会谈。如果他在未来遇到特别有挑战性的情况，则愿意接受强化会谈。治疗师说他也很乐意这样做，但补充说，由于治疗不应该仅是处理危机，他希望，如果乔伊回来继续强化治疗，请带上 CBT 自助练习（如自动思维记录表）的书面记录。治疗师解释说，这将尽可能地让乔伊对 CBT 技能保持"新鲜感"，因此，乔伊会作为积极合作者更充分地利用之后的后续会谈，而不是感到无力和"回到原点"，因为他太容易多想了。

乔伊的最后一次 CBT 会谈，也是他的所有会谈中的第 20 次会谈。乔伊解释说，他的工作问题还没有完全解决，但他的职位大概率不会被裁减或调动。乔伊说，他慢慢接受了可能永远不会收到鲍勃的回信。对此，他感到失望但不是因为被拒绝的感受。乔伊内心易受伤害、无能和不可爱的图式并没有完全消失，因为这些情况仍然会引发他的焦虑（以及他的饮酒冲动），但它们在生活中并不那么突出和频繁地出现，而他的自信心与之前相比都高。最重要的是，乔伊自豪地宣称他正在和他的邻居米兰达约会（第 7 章中的角色扮演）。乔伊说，他可能不需要这次会谈，但他忍不住想趁此机会"炫耀一下"与米兰达的约会，并对治疗师说"谢谢你做的一切"。在会谈结束时，乔伊幽默而略带感伤地说："我会怀念和你一起度过的星期二的时光。"治疗师和乔伊心贴心相拥，拍了拍彼此，治疗结束了。

督导终止

　　恰当的督导关系终止可以通过使用与治疗终止类似的策略，即使两者的关系不同，但其实终止的形式更少（Davis，2008）。督导是新手治疗师强制训练的一部分，受训者必须在技能和累积的督导时间方面满足某些要求，而督导师对受训治疗师的来访者的治疗负有最终责任。督导终止通常按照学业安排确定，包括正式的评估日期（例如，每季度一次）。通常，终止的日期是根据学业时间表的安排决定的，并且是提前知道的（也许从一开始就知道）。督导师必须仁慈和恰当地使用他们的权威，因为相比于来访者终止与治疗师的治疗，受训治疗师单方面与督导师终止工作的可能性和主动权更小（Newman，1998）。如果督导关系处理得当，会给来访者带来良好的治疗结果，同时受训者会在 CBT 学习上获得很大的提升和积极的专业发展，最终，督导关系会从上下层级关系转变为同行之间的合作关系。在后一种意义上，督导的终止通常不涉及一段关系的**结束**，而是一个不断发展的过程。

　　督导关系的"良好"终止，通常包括督导师对受训者的积极专业评价，认可后者有资格进入下一阶段培训或因此获得专业地位。督导师在培训期间给受训者提供反馈，这样后者就可以在规定的时间内解决任何问题。正如戴维斯（Davis，2008，p.231）所指出的，"终止评估不是惊喜时刻"，因此督导师应该告知受训者他们需要做哪些额外或补救性的工作来获得及格分数。如果受训治疗师在医疗机构中完成了实习或轮岗，而督导师没有及时、彻底、考虑周全地对受训者的所有案例进行临床处置，督导关系的终止将是不完整的。如果来访者当时也正在经历终止（或转介给新的治疗师），督导师和受训者必须把来访者的需求放在首位——这是治疗中"联合胜任力（conjoint competency）"的体现。

本章重点

- 全面的预防复发计划能够帮助来访者预测未来的压力因素，这样他们就可以提前解决问题，利用认知预演准备有效的应对方法；利用笔记、会谈录音和模拟治疗会谈，对 CBT 自助技巧的使用保持"新鲜感"；并且在治疗结束后制定新的目标（即不满足于他们已经取得的成就），以进一步成长并且改善生活质量。

- 在 CBT 中，关于治疗终止的话题需要尽早、公开和建设性地讨论。

- 在来访者有长期需求的某些情况下，"终止"发生在不连续的治疗周期（或"治疗单元"）结束时。这种不连续的治疗是因为来访者在这一时期内功能良好，能够独自应对问题。总的来说，在这种情况下，治疗关系可能一直存在并持续很长一段时间，因为来访者在需要时会回到治疗中，继续治疗。

- 具备胜任力的 CBT 治疗师会对来访者有过早终止风险的迹象保持警惕，因此他们向来访者寻求反馈，并尝试合作解决问题，以保持治疗过程建设性地向前发展。

- 具备胜任力的 CBT 治疗师能够在过于突然地终止治疗（即冒着放弃来访者的风险）和继续延长治疗而效果递减这两种局面之间找到平衡。

- 终止可能会给来访者带来巨大的丧失感，具备胜任力的 CBT 治疗师会以极强的共情和敏感性来处理这一问题。

- 在 CBT 督导中，一个良好和恰当的终止，包括督导师给出建设性的反馈，受训者得到认可，进入下一阶段的培训或获得专业地位，并且（也许）从长远来看，督导关系变得更像是一种同行之间的关系。

第 10 章

具备文化和伦理敏感性的认知行为治疗实践

　　"吾非雅典人，亦非希腊人，吾乃世界之公民。"

苏格拉底（Socrates）

　　"文化"一词指的是一群人所共有的独特的行为模式、态度、价值观、世界观和生活方式，这使他们这一群人有别于其他群体（Tseng & Streltzer，2004；Whaley & Davis，2007）。如今，治疗师在具备文化敏感性和文化胜任力方面越来越被寄予厚望。文化敏感性要求治疗师能够"对自身和来访者身上可能影响治疗关系和治疗过程的文化变量有所觉察"（Sperry，2010，p.198）。文化胜任力要求：（1）治疗师能够从来访者自己的亚文化群体的角度理解和回应来访者；（2）在评估精神病理学和设计适当的干预措施时，承认文化差异的重要性；（3）能注意并尊重文化优势；（4）不断拓宽自己的知识储备，以便更好地满足来自不同文化背景的来访者的需求（López，1997；Sue，1998）。本章总结了，对于不同文化背景的来访者，具备胜任力的 CBT 治疗师如何做出相应的调整，提高他们的治疗关系技能、个案概念化水平以及干预措施有效性的一系列方法。之后，本章将讨论具备胜任力的治疗师对职业伦理规范的遵守，以及专业治疗师在复杂的临床情况下如何履行"积极伦理（positive ethics）"原则，以最大限度地促进来访者的健康。

文化敏感性和治疗关系

对许多来访者来说，治疗一开始充满了不确定性和恐惧，因为他们想知道治疗将如何进行，并产生了诸如"我和治疗师在一起会感到舒服吗？"和"治疗会对我有帮助吗，会不会没用，甚至更糟？"等一系列疑问。如果新来访者和治疗师之间存在文化差异，特别是如果来访者是少数群体，而治疗师不是，那么会更加加剧新来访者的担忧。来自少数群体的来访者在接受治疗时，通常会经历更严重的不确定性和恐惧，"……而且他们一直在心理健康系统中饱受歧视（Moffic & Kinzie，1996）"（Kinzie & Leung，2004，p.39）。因此，他们也可能因为过去在医疗领域的经历和（或）其少数群体同胞所遭受的严重渎职事件，而对治疗师抱有极大的不信任感（见 Mayo，2004）。此外，与通常的主流来访者相比，来自某些文化背景的人特别害怕被贴上"疯子"的标签，并且可能因此被他们自己的亲属指指点点或避之不及（Kinzie & Leung，2004）。具备胜任力的 CBT 治疗师需要理解和接纳来自少数群体的来访者的戒备心，而不是坚持要求他们必须合作。

文化敏感性的另一个方面是准确地共情。治疗师在与来访者讨论那些仅是因为来访者作为少数群体而不得不面临的内在应激源时，需要准确地共情。具备文化敏感性的治疗师在治疗开始时可以提出以下三个重要问题。

1. "由于你的种族、性取向或躯体原因，你经历过哪些困难？"如果来访者提供了实质性的答案，治疗师会跟进第二个问题。
2. "你认为这些困难在多大程度上影响了促使你当前来接受治疗的问题？"
3. "对于像我这样的人，可能没有与你相同的背景，也可能没有与你共同的经历，你对和我一起工作有什么想法？"

上述这些提问传达出，治疗师有强烈的动机想要去理解来访者以及与其少数群体文化地位相关的负面体验，并对来访者即将与来自主流或不同文化背景的治疗师一起工作所产生的潜在疑虑保持敏感。为少数群体的来访者提供治疗的治疗师最好仔细思考，身处以下生活情境下（以及其他许多情境下），生活将会是什么样子的。

- 英语是你的第二语言，而有些人因为你的口音和不常用的习语而贬低你，并因此认为你很"蠢"。
- 你对成为这个"新国家"的居民而感到高兴，同时又因为与未能移民这个国家的家人被迫分开而感到痛苦。
- 表面上，你看似很好地融入了主流社会，但同时怀有"身在异乡为异客"的感觉。
- 你是来自虔诚的宗教信仰家庭中的秘密同性恋，在这个家庭中，部分家庭成员公开表示出对同性恋的敌意。
- 你希望能够符合"原来国家"文化的要求，对长辈表示崇敬和忠诚，但又希望符合"新国家"的生活规则和习俗，因此左右为难。

上述这些经历代表了主流治疗师可能从未亲身经历过的不同程度的易感性和创伤，因此治疗师应该勇敢地承认这一点。

胜任的治疗师希望尽最大努力与来自不同文化背景的来访者建立融洽的关系，他们会努力地熟悉对来自不同文化背景的来访者来说非常重要的习俗和人生重大仪式。例如，当非西班牙裔的治疗师对一名西班牙裔来访者为女儿悉心安排了盛大的成人礼（"15 岁庆典"）表示赞赏时，或者当一位犹太裔来访者的父亲刚刚去世，非犹太裔治疗师敏锐地询问了他关于七日丧期（shiva）的事情时，治疗关系就会得到加强。如果治疗师表现出积极的兴趣，并真诚地努力了解来访者的文化，这不仅能改善他们与这些来访者的关系，还能积累宝贵的知识，有助于治疗师在未来更好地理解其他来自相似背景的来访者。

发展有效的文化概念化

斯佩里（Sperry，2010，p.196）提出建立有效的文化概念化的胜任力，包括"……当文化因素起作用时，（治疗师）能够对来访者呈现的问题和适应不良的模式做出令人信服的解释"。为了确定文化因素在来访者心理问题中的作用，斯佩里（Sperry，2010）建议评估一系列变量，比如来访者的文化身份认同（包括种族、民族、国籍和宗教）、性别和性取向、移民国和原籍国、社会经济地位、文化适应或涵化水平（level of acculturation）、语言、疾病解释模型等。斯佩里介绍了一系列用来帮助治疗师评估这些变量的简便问卷，尽管治疗师也可以直接询问来访者这些问题或者将关于这些文化主题的开放式提问作为来访者在治疗前填写的自我报告表格的一部分。斯佩里（Sperry，2010）特别强调了在评估过程中经常被忽视的一些因素，如下。

文化认同

该变量旨在阐述这样一个问题，"来访者对哪个特定的文化群体或原籍地有归属感？"有时来访者会非常直接，（比如）说："我为自己是拉丁裔感到自豪，虽然我出生在墨西哥，但我的家在美国，天主教的信仰对我来说非常重要。"其他来访者可能就不会如此明确——事实上，来访者模糊的文化认同感可能是他困扰的一个重要部分。例如，一位来访者在治疗开始时说，无论他身处哪里，他"都没有归属感"。他解释说，作为被富裕的白人父母收养的非裔美国儿童，他经常是小学和中学里唯一的有色人种。后来，当他上了大学，接触到了更多的非裔美国同学时，他也觉得自己与他们格格不入。尽管从客观上来看，他在学业上和体育运动上都取得了成就，也有相当多的朋友，而且朋友们对他很好，但这个年轻人依然声称他有"巨大的身份危机感"，并感到"格格不入"。

文化适应

文化适应是指移民及其后代适应并融入主流文化的过程。来访者的文化适应水平的三个重要指标是：（1）相较于他的母语（或自己长辈的语言），来访者使用主流语言的时间和熟练程度；（2）来访者的代际地位（例如，来访者是否出生在他国？如果不是，父母、祖父母或曾祖父母是在外国出生的吗？）；（3）社交活动（例如，来访者是喜欢与主流文化的人互动，还是更喜欢与和自己有相同的特定文化背景的人交流？）。对来访者文化适应水平的评估还需要考虑完全融入主流社会的来访者及其还没有融入主流社会的家庭之间可能存在的潜在冲突。

例如，一位出生在美国的有南亚血统的年轻女性，她的说话方式听起来跟她的所有英美朋友一样，她从来没有和来自南亚文化的男性约过会（她更喜欢欧美裔白人男性）。而她的父母是在成年后才来到美国的，他们的习俗和对女儿的期望更加传统。这位来访者含糊地提到了与父母的"意见冲突"，但很少在会谈中详细讨论这些问题。来访者常常向治疗师提供一些模糊的陈述，比如，"我的父母可能很守旧，很难相处"。最终，治疗师主动询问来访者，她的父母对自己的女儿从不与相同的家庭文化背景的男性约会持何种看法。这个问题开启了一个来访者自己从未打算提出的新话题。起初，来访者很愤怒，并唐突地问："你是说我应该'与相同文化背景的人处对象'，是吗？"很快，治疗师试图在治疗联盟中修复紧张关系，说："哦，天呀，我很抱歉给你留下这样的印象，如果我暗示了这种意思，那太无礼了！"来访者放松了一点，治疗师继续说，"我相信我们可以达成一致：你可以自由地与你选择的任何人恋爱，但是如果我们忽略了这种开放性对你和父母的关系的影响，那么我们都是在否认事实。而我想对你来说，你和他们的关系也很重要。"值得注意的是，这种交流不仅会引发来访者与其原生家庭关系的进一步讨论，还会引发来访者关于其民族文化传统的负面看法，以及这种看法对她的自我形象的影响的讨论。

如果确定来访者确实出生在另一个国家，具有文化敏感性的治疗师会努力获得来访者的丰富、完整的成长史，其中可能包括对来访者出生地和成长环境的陈述式回忆。此外，治疗师需要特别注意评估过去的创伤，特别是如果来访者在糟糕可怕的情况下（例如，逃离饥荒、战争和政治迫害）而被迫搬到现在的居住地。

疾病的解释模型

具备胜任力的治疗师通过问诸如"你如何解释你的症状？""在你看来，你的处境和相关困扰的主要原因是什么？"这样的问题来评估来访者对疾病的归因。而具备文化胜任力的治疗师会仔细倾听"压力""生物化学问题""遗传"和"创伤"类似的归因，通常这些概念是"主流文化的科学思维定式"（Sperry，2010）的一部分。与之相对的是诸如"这是对我的诅咒"和"这个社会不公平"的归因。后几种归因会引导治疗师向来访者提出更多问题，以深入了解来访者基于文化的信念。

疾病感知和治疗预期

与上述内容相关的是，来访者的疾病感知包括他们对症状的术语表述（例如，ataque de nervious①，参见 *DSM-IV-TR* 附录中的术语表），疾病的病程和后

---

① 直译为"神经发作"，是波多黎各人对心理苦痛的文化习惯用语。——译者注

果，以及期待自己的疾病以何种方法得到改善或治愈的信念。文化可能在上述方面发挥作用，例如，一位来访者受其所在宗教团体的指示，寻求治疗去"逆转"其同性恋行为（这一期望通常无法被循证治疗的治疗师接受）；来访者认为"虔诚（having greater faith）"是有治愈效果的，而"自救（self-help）"是亵渎的；来访者坚信只有从不公正的社会中得到补偿才能开始疗愈。并非所有受到文化影响的认知都会对治疗造成困难，但上述这些议题都是具备胜任力的认知行为治疗师在自己的职业生涯中会遇到的问题类型。

纳入了文化背景的个案概念化通常会考虑上述的所有变量，从而允许治疗师以准确共情的方式理解来访者的问题，赢得来访者的信任，并根据这种情况调整干预措施。有时，干预措施只需要微调或不需要调整，因为来访者的自我认同、文化适应水平、对自己困扰的解释以及对治疗的期望都在主流人群的规范范围内。在这种情况下，治疗师可以使用标准化的 CBT 方案，可能只需要很少修改或不需要修改。然而，当文化因素在个案概念化中发挥更大的作用时，具备胜任力的治疗师必须找到与来访者成功合作的方法，以便在尊重来访者基于文化的信念的框架内提供最佳的认知行为疗法实践。有效的文化概念化通常不是"全或无"的。换句话说，治疗师并不是在标准、规范的 CBT 个案概念化与完全匹配以适应少数群体文化下的来访者的另类模型之间做出两极化的选择。更确切地说，问题是："为了更好地理解来访者功能良好和功能障碍的背景，需要在多大程度上（在连续谱上）修改个案概念化以体现最佳的文化敏感性？"本章中的临床案例说明了以下观点，通常来访者在意的特定领域需要治疗师具有相应的文化敏感性，而每个来访者的边界范围又因人而异。

具备文化敏感性和胜任力的治疗师需要注意两种文化规范——来访者和主流人群的文化规范——以评估不同情境下来访者在适应性功能的连续性方面的问题。例如，胡珀特和萨弗（Huppert & Siev，2010）描述了一个妇女的案例，她患有与违反宗教教义相关的重度强迫症。治疗师将她的病例描述为"谨慎（scrupulosity）强迫症"，这是一种特殊形式的强迫症，在这种情况中，对确定性与完美的渴望以及对犯下罪行（sins）和传播罪行的强烈恐惧导致来访者在自己的文化社群中也表现出明显的功能失调障碍。在这种情况下，治疗师不仅必须了解来访者的宗教习俗，还需要知道什么时候来访者的信念是强迫症状的表现，而什么时候来访者的信念是文化仪式的原因。例如，来访者所在的宗教社群严格遵循将乳制品和肉制品分开的规则，那么对来自这一文化背景的人来说，来访者拒绝去那些不遵守这些规范的人家里吃饭就再正常不过了。换句话说，具备文化敏感性的治疗师不应该认为这是社交焦虑或回避的表现。然而，在胡珀特和萨弗（Huppert & Siev，2010）的案例中，来访者担心自己的鞋底沾到飞溅出来的牛奶，进而意外地将牛奶和肉制品颗粒混合在一起，从而导致大范围的烹饪污染，而这对她、家人以及可能接受食物的任何人来说都是有罪的（sinful）。这些信念和相关的恐惧远远超出了文化领域的问题，进入了精神病理学领域。案例作者描述了，如何在尊重来访者文化规范要求的同时，不遗余力地处理来访者"谨慎强迫症"的问题。

相比之下，下面案例中的来访者并没有表现出明显的功能障碍，而是因为在试图让自己生活在长辈（他们没有适应主流文化）的规范和主流社会的规范（他自己已经接受了主流社会规范）之间保持平衡而产生了无数的矛盾和内疚。来访者是一名 32 岁的男子，他和父母住在一起，尽管他有工作收入，但没有搬离父母家的计划。如果我们只从英美社会白人的规范来考虑，我们可能会推测这个来访者和他的父母之间可能有过度依赖问题。因此，我们假定治疗目标是帮助这个来访者获得更多的自信、独立自主和自信果断的技能，这样他就可以自己搬离父母的家独立居住（或与他的同龄人一起居住）。但是，这个来访者是亚裔美国人，是第一代美国移民的独生子。在这种情况下，具备文化胜任力的治疗师不会认为合理的治疗目标一定是让这个来访者搬离父母家。因为来访者的传统民族规范可能要求来访者对其长辈表现出孝顺，这是合适和必要的。因此，无论他想不想搬出父母家，照顾年迈的父母都是他的责任（Chen & Davenport，2005）。再次强调，治疗师也不应该假设这种情况——例如，来访者可能非常"美国化"，因此，与其说来访者被传统孝道的要求所影响，不如更多地将这种情况理解为来访者被自己的社交焦虑所抑制。然而，具备文化胜任力的治疗师能够意识到，来访者与其父母同住可能符合他的文化传统规范。此外，治疗师也会注意到这种可能性，即来访者对使用哪套标准作为生活指南感到非常矛盾，这种在两个世界之间被撕裂的感觉也可能是他主观压力的重要部分。

以下对话节选自之前针对上述问题讨论的某次早期治疗会谈。来访者更喜欢治疗师称呼他的美国化名字肯。对于治疗师来说，这已经暗藏着来访者面临着两个不同文化世界挑战的线索。

肯： 做正确的事情和让父母自豪的事情总是会有压力的。除了我，他们没有其他孩子，我是他们的全世界。他们来到美国时一无所有，他们总是告诉我，希望为我创造更好的生活。毕竟他们牺牲了那么多，我怎么才能告诉他们我并不开心呢？

治疗师： 听起来你对父母的需求非常敏感，你希望尊重他们的付出。你真的很体贴。同时，听起来你也想在生活中做出一些改变。你觉得应该做出什么样的改变？

肯： 我不知道自己能不能有所改变。我正在做我现在应该做的事情。如果我做了任何改变，比如，想结婚，搬到自己的房子里，感觉对父母都是伤害。与此同时，如果我保持现状，我只会变得越来越不开心，然后他们告诉我，他们对我来说是一种负担，这在一定程度上也确实如此，但他们这么说只会让我感到更内疚，就像我辜负了他们一样。

治疗师： 让我们展望一下未来可能发生的事情，你刚刚提到的结婚和搬出父母家是不是某种抽象的假想呢，或者说，除了你的父母，你现在的生活中确实有个特别的人愿意与你一起生活？

肯：现在我的生活中没有特别的人，但这就是我刚刚想表达的重点。如果我继续沿着现在的生活方式走下去，我无法想象自己怎么才能找到合适的伴侣。我不希望出现这样的情况：最后，我必须与一个和我的文化传统相同的人结婚，一个接受我父母和我们住在一起的人。

治疗师：但很明显，你对父母以及他们的文化和信仰都特别忠诚，这也是你如此痛苦的部分原因。有两组不同的信念和目标让你感到非常矛盾。

肯：我怎么可能同时满足两种文化要求呢？我该如何尊重他们，同时又尊重自己？

治疗师：也许我们可以从试图阐明这两组的信念和目标开始。也许我们也可以看一下，"辜负"父母对你来说代表了什么样的信念。让我们试着弄清楚这场冲突。这可能是一个很好的起点，可以让你从各个方面了解自己的处境。

正如肯的案例所示，对来自少数族裔背景的来访者进行文化敏感的、有效的个案概念化，需要考虑如下可能性：来访者对其文化习俗的复杂混合感受和一系列想法；与主流人群相比，来访者的内心冲突还包括要在何种程度上尊重自己的亚文化群体习俗和期待。这些感觉在年轻一代的来访者中可能更为明显，因为他们的生活经历以及与主流社会的联系，在一定程度上远远超出了他们的长辈所能理解的范围。具备文化胜任力的治疗师必须意识到，**即使少数族裔的来访者对他们的文化习俗有所怀疑，这并不意味着治疗师有权批评这些习俗**。与此同时，如果年轻一代的来访者愿意，治疗师需要帮助这些来访者探索一条超越长辈的属于自己的道路。同时，治疗师还必须非常理解来访者的内疚感，以及担心被家人和社群批评的焦虑感，以及如果他们选择更同化的生活方式可能会面临的一些现实后果。有时，当来访者说"我想自己做决定，但是家人会恨我"，这不一定是认知歪曲！但有时这种想法会是一种认知歪曲。关键在于，通过对文化变量保持敏感，治疗师考虑到来访者的少数族裔地位对其生活状况的影响，但治疗师不以刻板的方式假设这种影响的性质和范围。

具备高水平文化胜任力的 CBT 治疗师能意识到自己的错误假设

为了提供有效的 CBT，治疗师必须擅长监控自己那些影响治疗有效性的问题信念，并通过考虑更客观的替代方案来修改这些信念。从文化的角度来看，来自主流文化的治疗师对少数群体的来访者持有错误或过度概括化的信念并不罕见，这些信念将阻碍有效的个案概念化，更不用说会影响治疗关系中的联结了。以下是一些简单的例子。

- 一位非裔美籍来访者在信息技术领域取得了专业上的成功，并获得了不错的经济回报。鉴于来访者的社会经济地位，治疗师不认为来访者会受到不利因素和社会偏见的影响。然而，具备文化胜任力的治疗师会评估这个来访者的成长史，询问他是否有遭受偏见和歧视的经历。在这样做的时候，治疗师可能会了解到来访者仍然因为自己被父亲关禁闭而感到怨恨，从而使治疗师能够更好地理解来访者过度泛化的愤怒问题。

- 一名年轻的成年来访者由于脊柱损伤而坐在轮椅上，治疗师认为这种情况是来访者焦虑的主要原因。治疗师没能注意到，来访者将她的抑郁情绪主要归因于自己早在受伤前就存在的强迫症症状。后来，治疗师惊讶地发现，来访者能够驾驶一辆经过特殊改装的汽车，而且她还有一个男朋友。治疗师真诚地试图理解瘫痪对来访者的生活造成的影响，但在这个过程中低估了强迫症带来的更广泛的影响，包括强迫症症状在她的恋爱关系中造成的困扰。在这种情况下，一种更具备胜任力的做法是，治疗师直接询问来访者选择接受治疗的最重要因素。因此，治疗师就不会太关注来访者的躯体残疾，而更关注来访者的强迫症症状，以及强迫症对她的恋爱关系的负面影响。

- 一名男性来访者的主诉是感到孤独。治疗师问了很多关于来访者的社交行为和态度的问题，尤其是与异性的互动（例如，问来访者"你是否有机会认识单身女性？"）。过了一段时间后，来访者最终透露他是同性恋，于是治疗师尴尬地意识到自己的错误假设。然后治疗师过于积极地询问来访者是否有认识其他男同性恋者的机会，而忽视了来访者的主要关注点，即他无法告诉自己的朋友和家人他的性取向，因此感到与他们疏远。治疗师将来访者的"孤独"过于简单化地归因于他没有男朋友，而来访者的孤独更多的是一种与他人疏远的感觉，因为他觉得自己在家庭和整个社会中都是局外人。更具备胜任力的评估应该考虑到来访者对自己的性取向保密的后果，同时共情他的感受，即他人对他的偏见阻碍了他想尝试更多的沟通和交流。

在上述例子中，治疗师得出了错误的结论，是因为这些结论只是基于对来访者在各自社群中的身份所做的假设。这种错误妨碍了治疗师审视所有数据的能力。他们可能会问错误的问题，或因疏忽而漏掉有用的信息。上面描述的现象不一定是恶意偏见的例子，但它们仍然代表某种偏见——这种偏见会干扰准确的个案概念化，并可能阻碍积极合作的治疗关系的发展和维持。

出于同样的原因，为了不成为刻板印象的牺牲品，而是平等地对待每个人，治疗师可能会试图表现得好像人们之间**没有**基于文化和习俗的差异，而这又走向了另一个极端。在这种情况下，治疗师没有足够的文化胜任力，因为治疗师没有考虑到来访者群体的信念体系和社会经验的实际差异。例如，如果像对待任何其他来访者一样对待来自东亚国家的来访者，治疗师会将来访者回避讨论家庭生活这件事误解为简单的"阻抗"或来访者缺乏自知力。而一个更具文化胜任力的假设则可能考虑到，来访者不愿意和外人讨论任何可能给家人带来耻辱的事情。由于缺乏文化敏感性，治疗师错过了这样一个机会：将来访者概念化为高尚的、能独自承担家庭负担的人。因此，治疗师无法找出温和地解决来访者问题的方法。

计划和实施具备文化敏感性的干预

我们可能需要很长的篇幅来讨论和全面总结，具备胜任力的 CBT 治疗师如何修改标准化的干预措施，才能为不同文化群体的来访者提供更好的治疗这个话题。事实上，作为治疗师继续教育的一部分，治疗师必须保证最大程度地满足亚文化群体的治疗需求，阅读像海斯和岩政（Hays & Iwamasa，2006）的著作是必不可少的。他们向读者介绍了，（1）文化在一些重要的治疗相关因素和 CBT 中的作用，如认知风格和语言、价值观、健康信念、社会污名、治疗关系等，（2）文化对 CBT 技术，如认知重构、问题解决和"具备文化敏感性的自信果断训练"等的影响。另一个有价值的资源是马特尔等人（Martell，Safran，& Prince，2003）的著作，它描述了对待女同性恋、男同性恋和双性恋来访者的认知行为疗法，向读者介绍了作为性少数群体的压力源，并帮助读者制定更具文化敏感性的个案概念化和干预方法。

具备文化胜任力的治疗师能够找到既尊重来访者的价值观和实践，又适应标准化干预的方法（Whaley & Davis，2007）。治疗师愿意听取来访者关于哪些方法能接受，哪些不能接受的反馈。文化胜任力的另一种表现是，CBT 治疗师能够认识到并非每种文化都重视相同的思维方法论。西方人可能对苏格拉底式提问有所领悟，因为逻辑上的不一致会导致认知失调，而这又必须通过修改至少一种观点来解决；而来自东方传统的人可能更倾向于接受两种明显对立的状态作为自然悖论和生活平衡的一部分（见 Nisbett，2003）。在这里，具备文化敏感性的认知行为治疗师可能会选择不使用苏格拉底式提问方法，而是在"平衡"和"接纳"的领域内进行工作，以此减少来访者的情绪困扰和绝望。

对于那些来自倾向于污名化精神疾病及心理治疗的文化背景的来访者来说，重点强调认知行为疗法的健康教育方面可能特别有帮助。奥加尼斯塔和穆奥斯（Organista & Muoz，1996）报告说，使用治疗手册和家庭作业可以帮助拉丁裔来访者认为 CBT 治疗类似于课堂体验，从而减轻他们与治疗师会面带来的羞耻感。惠利和戴维斯（Whaley & Davis，2007，p.572）在阐述 CBT 方法如何对少数族裔群体有效这一主题时写道，"通过技能培训和实践练习这两方面的行为改变可能会解决两个方面的需求，许多有色人种希望既能增加个人能力，也能增加群体能力。"

对认知行为疗法的另一个吸引人的变化是将"认知偏差（cognitive bias）"与社会文化偏差（sociocultural bias）相比较。例如，在 CBT 培训课程中，著名讲师克里斯汀·帕德斯基（Christine Padesky）用"偏见（prejudice）"这个术语来解释功能失调思维（dysfunctional thinking）的概念——这种思维使人在没有充分考虑所有事实的情况下无端谴责自己。由于许多少数群体的来访者都非常熟悉文化偏见的不良后果，他们可能会有强烈的动机反对自己的认知偏见，而是努力采取更平衡、公平、公正、积极的方式与自己"对话"（在自动思维和理性反应的背景下）。下面这个例子中，这位有色人种来访者通常习惯性地表达自我羞辱的评论，同时贬低自己的个人价值和成就，而我们可以想象治疗师的如下评论会对来访者的情绪产生怎么样的影响。

"你对自己的负面想法与日俱增，一次又一次，但这毫无依据，而你对自己的正面想法——即使这些想法对你有帮助——往往因为与'内部群体'中'老好人'的规范不一致，而不断被忽视和压制。我觉得，这是一个不公平的系统，亟须改变。我认为我们需要在你的思维中来一场'革命'。让我们试着帮助你'增加'对自己的积极想法，你觉得怎么样？"

督导师在讨论文化问题中的角色

督导师在帮助受训治疗师认识和处理与来访者有关的文化问题方面发挥着重要作用。由于新手治疗师在面对督导中的敏感问题时，可能并不总是自信或积极主动，因此，通常是由督导师发起关于文化问题的问询，因为这些问题可能与受训治疗师、来访者或他们的互动有关（Iwamasa，Pai，& Sorocco，2006）。在这个过程中，督导师会增加督导过程中的安全感，这将使受训治疗师能够更自由地将与文化多样性相关的话题纳入督导议程。"来访者、受训治疗师和督导师之间不同的文化世界观以及充分应对种族和文化问题的胜任力对于治疗的改变至关重要，并且可以增强新手治疗师在类似问题中的自信心（Anderson，Khowaja，Rosales，Schroth，& Street，2011，p.9）。"

如上所述，督导师可能很容易地将自己（例如，他们自己的经验或知识库）纳入文化多样性差异的讨论，例如，督导师会向受训者承认，由于督导师和来访者有着相似的文化传统而对某些来访者有更好的理解，或者督导师向受训治疗师传授自己的文化知识，从而帮助受训者更好地理解来访者。与此同时，非少数群体的督导师也不应该理所应当地认为来自少数群体的受训治疗师能够轻易地与来自类似少数群体的来访者建立联系。来访者和受训治疗师之间可能存在种族内部（intra-ethnic）的差异，而这可能会导致治疗关系的紧张，这种情况需要在督导下公开解决。关键是，督导师需要对文化问题保持警惕，以免忽略文化这个重要的讨论领域，而这个领域对个案概念化、治疗和新手治疗师的专业发展都非常重要。治疗师和督导师对文化胜任力和专业知识的追求，为他们自己提供了丰富的经验，从而更好地理解更多不同文化背景中的来访者，也拓宽了他们的视角和洞察力，能够与来自社会各界的人建立更强大的共同体意识。

带着伦理敏感性实践

具备胜任力的治疗师需要非常尊重并熟知伦理指南和规范（APA，2002）。这里特意使用"指南（guidelines）"一词，是因为治疗师经常面临的许多伦理问题并不是非黑即白的，而是需要仔细考虑各种因素，它们如何相互作用，以及它们如何为来访者创造最大的治疗效果，维护社会安全（如"警告的义务"），并以专业和可信的方式呈现心理治疗。这些都是崇高的目标，而有时需要治疗师慢慢来，仔细权衡问题，并与同行磋商或寻求督导师的帮助。

尊重来访者对干预说"不"的决定

CBT 为治疗师和来访者提供了强大又有效的技术。其中，最突出的例子是被称为"暴露疗法"的干预措施，例如，患有恐惧症的来访者被指导去置身于他们害怕的场景中；创伤后应激障碍患者被指导以系统化的方式重新体验恐怖记忆；强迫症患者被迫面对无法通过强迫行为"获益"的情境。虽然这些干预措施都有大量的实证研究支持（见 Clark & Beck，2010），但具备伦理敏感性的治疗师必须记住，来访者有权拒绝那些他们认为太难或令人不安的干预措施。治疗师不应该与不情愿的来访者进行权力斗争，不应该轻蔑地给他们贴上"阻抗"的标签，也不应该给来访者发出"要么接受，要么离开"的最后通牒。相反，具备伦理胜任力的治疗师会找到与这些来访者合作的方法，最终让来访者接受自己所能容忍的最高"剂量"，即使这个剂量低于治疗师的预期。

虽然，CBT 治疗师明白积极的干预措施可以显著改善来访者的状况，也能提升来访者的能动性，但他们也必须同样意识到来访者可能会通过坚定地表达自己的立场而感受到能力提升。来访者会说，"即使我在治疗中的体验是有限的，我也希望这些有限的体验被尊重。"而具备伦理敏感性的治疗师希望为来访者提供从 CBT 中获得最佳治疗效果的机会，因此将继续循序渐进地对来访者采取更强有力的干预措施。与此同时，具备更高胜任力的治疗师会尊重来访者的自主权，其中包括对某些 CBT 过程说"不"的权利，而不用担心因此会被治疗师责难或抛弃。

文化反应和界限

每个治疗师都是伦理准则（例如，APA，2002）的守护者，该准则涉及与治疗关系相关的条件、界限和禁止事项。例如，某些类型的双重关系被认为是对来访者的潜在剥削，因此必须绝对避免。另外，来访者文化中的人际关系规范的重要性虽然次于治疗关系中的专业规范，但就其本身而言也很重要。这些文化中的人际关系规范揭示了建立治疗工作关系所需要的礼貌、恰当行为和可能必要的做法。在文化和伦理上具备胜任力的治疗师可以灵活地与来访者互动——前提是这种灵活度仍然保持在专业规范可接受的范围内——从而在治疗师和来访者之间建立最舒适和信任的治疗关系。

例如，对拉丁文化中"个人化（personalismo）"概念的文化敏感性处理中，我们可以看到边界灵活性的例子（Organista，2000），通常这个概念是指分享个人信息作为建立熟悉和信任的关系的一种手段。与拉丁裔来访者一起工作的治疗师可能需要比平时更愿意回答来访者的个人问题（在合理范围内），以便为来访者提供舒适的自我表露氛围。换句话说，通常只透露自己的受训背景和资格的治疗师可能会突然发现，自己不得不决定是否要回答来访者关于自己的年龄、婚姻状况、是否有孩子、是否亲身经历过来访者的困难以及其他非专业问题。虽然在这种情况下，每位治疗师都必须自行决定舒适和专业得当的界限在哪里，但当遇到那些认为"个人化"是建立治疗关系的关键因素的来访者时，治疗师可以灵活地做出一些牺牲，这可能会对治疗有帮助。同样，通常不接受来访者的礼物或恩惠的治疗师，可能需要考虑象征性地接受拉丁裔来访者的礼物或恩惠，以免让来访者觉得与治疗师缺乏联结。同样，灵活处理与某些来访者的界限和完全无视界限不是一回事。职业和伦理准则规定了一定的界限和限制，无论不同民族文化的习俗如何。关键在于有一个范围，敏锐的治疗师会根据来访者的文化偏好在这个范围内做出相应的调整。而这有时意味着治疗师会比平时更随和和亲密，有时意味着治疗师更正式和稳重。

尽管来自工业化西方社会的治疗师倾向于重视个人主义和隐私，但许多来自其他文化传统的人可能更重视家庭支持和集体福祉。因此，来自主流文化的治疗师需要意识到，来访者会在邀请家人参与其治疗过程（经来访者同意）的情况下获得更好的治疗效果（Kinzie & Leung，2004），而不是假设：严格意义上的保密要求是来访者的首选。同样，具备胜任力的 CBT 治疗师尊重并遵守伦理准则（例如那些涉及保密原则的条款），但他们也意识到这些准则的实际应用并不总是一致的，他们关于"什么是来访者的最佳利益"的假设可能需要进行一些具有文化意识的调整。

积极的伦理

如上所述，具备胜任力的治疗师熟知、尊重并遵守伦理规范。专业的治疗师还熟悉"积极的伦理"的概念，这是指以更多强调"最佳治疗效果"的方式进行治疗，而不是避免"犯错"（Knapp & Vande Creek，2006）。换句话说，积极的伦理就是**不要有防御性地实践**，不要把治疗师的自我保护放在最重要的位置上。换句话说，"积极的伦理"是一种对上位原则（superordinate principle）的探索，这些原则将指导治疗师如何处理那些有不同伦理原则，又似乎相互冲突的临床环境，和（或）能睿智地预测、阐明和预防伦理困境的发生（Sperry，2010）。

最重要的一点是，积极的伦理这一概念绝不是与现有的伦理准则相对立的。相反，它是一种现实和人本主义的方法，它以成熟、深思熟虑、敏感、专业的方法去实施认知行为治疗，而同时明白临床情况不能用静态的评

估来准确地解释或预测。与这一价值相一致，纳普和范德雷科克（Knapp &
VanDerecek，2006）补充说，在治疗师选择坚持一个伦理原则而牺牲另一个
原则为代价的情况下，应该尽一切努力使非主导原则在一定程度上不被忽视。
"伦理敏感性"意味着，除了尽可能忠实于书面伦理规范之外，具备胜任力的
治疗师还会记得，他们的决策——即使是基于合理的专业原则和广泛接受的策
略——有可能给一些来访者带来意想不到的后果。因此，有时具备伦理敏感性
的治疗师不得不考虑一些行动方案，这些行动方案不一定总能够完全清晰地符
合预先确定的框架，但可以为来访者做出明智、真诚的最佳选择（如下面的两
个案例所示）。治疗目标是为来访者寻求复杂临床问题的良性解决方案，而不
是仅达到治疗师给来访者提供一些合理反馈的最低标准（后者可能会保护治疗
师，但不会为来访者找到最佳解决方案）。

保密的困境

一名 19 岁的大学生因抑郁和广泛性焦虑而寻求认知行为治疗，他告诉治
疗师，他不去上课，通常在深夜酗酒，一天的大部分时间都在睡觉，对自己的
生活越来越冷漠。他表示，他的父母不知道当前的情况，"反正他们也毫不在
乎"。治疗师尽全力地鼓励来访者停止酗酒，去上课，安排健康活动。治疗师
还转介来访者去看精神科医生进行药物咨询。治疗师还向来访者的父母透露来
访者正在经历的困难，以此作为来访者的"行为实验"，来检验来访者关于父母
"毫不在乎"的理论。但来访者没有遵守任何治疗建议，错过了两次治疗，并
（在他回来治疗时）告诉治疗师，他现在正在服用奥施康定①。来访者还说，他
"一直在睡觉，并且禁食"。尽管来访者已经年满 18 岁并否认有自杀倾向，但
治疗师考虑打电话给来访者的父母（他们住在大洋彼岸），告知他们来访者的
情况，鼓励他们前来陪伴孩子，并共同商讨进一步的治疗方案。治疗师与来访

---

① 英文为 oxycontin，是一种镇痛药，有成瘾的风险。——译者注

者分享了她的想法，并提议举行一次家庭会谈。她还给来访者一个选项，可以在她的办公室打电话给他父母，以便在治疗师的帮助下向他们解释当前的情况。而来访者冷淡地简短说道："你想怎么做就怎么做吧，但我不会打电话给他们。"来访者离开时没有签署正式同意书以允许治疗师分享信息给来访者的父母。

在这种情况下，治疗师让来访者的父母参与治疗计划是否代表违反了保密原则，因为来访者并没有明显的迫在眉睫的自杀倾向，或者——考虑到来访者的功能下降和缺乏治疗合作——如果治疗师不联系父母，是否有对来访者造成更大伤害的可能性？此外，将他们心爱的儿子托付给千里之外的大学健康中心的父母，他们有权得到什么样的保护？在这个伦理灰色地带的例子中，治疗师选择联系来访者的父母，并告知来访者她正在做的事情，还在表格中详尽地记录下来访者的临床数据。治疗师明确告知来访者及其父母，作为治疗师，她正努力为这个年轻人提供治疗，而且她的目标是帮助来访者恢复最佳的社会功能，以便他能够独立和安全地生活。来访者的父母横跨了整个国家，来和他们的儿子一起参加一次家庭治疗会谈，母亲留在当地"监督"儿子度过这学期剩下的几周。鉴于母亲的陪伴，来访者的成瘾行为大大减少了，他每周与治疗师见面两次，成功度过了这个学期。后来，来访者和他的父母决定下个学期先休学，在家居住，并在当地接受治疗。随后，来访者联系了治疗师，并报告说，当他发现父母会为了他"放弃一切"，横跨整个国家来帮助他时，他对此感到"震惊"。在这种情况下，治疗师的行动凸显了对来访者及其家人都有利的原则，同时采取措施尽可能少地损害来访者的自主权。

住院的困境

一位独居的 35 岁女性报告说，她"一直有自杀倾向"，而且已经持续了好几年。她说，之前的住院治疗经历伤害了她，并且对她长期以来的绝望感"毫无帮助"，还使她产生一种失去自主权的创伤性感觉。有一天，她打电话给治疗师，告诉他自己不想活了。治疗师敦促她入院治疗，但是来访者断然拒绝，并说"如果你违背我的意愿，让我住院，那你就真的要害死我"。治疗师——真诚地试图保护来访者的生命，但也试图尊重她的自主权——于是与来访者进行了 2 小时的电话治疗。电话结束时，来访者简单地说了一句"我累了，我想睡觉，谢谢你的关心"后，就挂断了电话；治疗师试图回电，但来访者没有接。此时，治疗师在权衡自己的选择：是报警，让来访者非自愿住院——这是惯例，也是职业上安全的做法，还是冒险相信刚刚 2 小时的电话治疗已经足以应对危机，并假设来访者不会尝试自杀。考虑到这位来访者曾经多次住院治疗——然而她的自杀倾向仍有增无减——同时假设他们长期以来建立的信任的治疗关系可能是最佳的保护，并确定这位来访者实际上没有采取任何措施来伤害自己，治疗师最后选择不报警。他第二天的第一件事就是给来访者打电话，并强烈建议尽快举行一次临时会谈，以巩固门诊治疗计划。来访者前来参加会谈，仍然说她讨厌自己的生活，但非常感谢治疗师没有让她住院，说："根据我的经验，我知道住院只会让事情变得更糟。"治疗师回答说："我们必须做得更好，而不是'让事情变得更糟'。我们必须帮助你改善病情，如果我们希望门诊治疗取得效果，我需要你比之前更加配合。"

回想起来，治疗师在决定**不报警**时，在短期内冒了很大的风险，但他考虑了许多因素：（1）来访者尚未有任何自伤行为；（2）他在危机中为来访者提供了 2 小时的电话会谈；（3）来访者明确表示，她的自杀倾向是慢性的，而不是急性的，如果治疗师不将她送进医院，这将是对她理解和尊重的表现；（4）他们的治疗关系——可以说是一个长期的、防止自杀的、保护性的因素，如果治疗师报警，治疗关系会受到严重的伤害；（5）目前心理学文献中有可以避免对诸如此类的来访者进行非自愿住院治疗的基本原则，但最极端的、危及生命的紧急情况除外（Paris，2007）。此外，治疗师立即进行了随访，并明确表示这一危机情况需要更密集的治疗会谈和更新治疗计划。如此一来，治疗师尊重了来访者的自主权，并采取有益的行动，通过加强接下来的治疗来最大限度地减少对来访者的潜在伤害。

在上面的两个案例中，有的治疗师会在第一个案例中严格保密，在第二个案例中选择报警，从而表现出符合伦理的行为。许多人认为，这些行为才是最谨慎的，最符合"照章办事"的做法，也代表着专业胜任力。上述对"积极的伦理"的概述并不是要唱反调，而是强调现实生活中临床困境的复杂性，以及专业治疗师如何处理这些困境。案例中的这些治疗师会对他们的行为负责，记录他们的临床决策，继续致力于促进来访者的健康，并（在可能的情况下）向专家和同行寻求磋商和咨询建议。

 本章重点

> · 在试图理解来自少数群体的来访者时，具备胜任力的治疗师保持中立，既不忽视来访者作为亚文化社群成员的影响，也不持有某些特定的刻板印象。
>
> · 具备胜任力的治疗师接受并理解来自受压迫群体的来访者的戒备心理，并努力建立使来访者感到最舒适的治疗关系。
>
> · 具备胜任力的 CBT 治疗师能够意识到他们对来访者做出的过度泛化的假设，并采取措施把来自非主流文化的来访者作为个体来理解。
>
> · 如果来访者对他们自我认同的文化习俗持批评态度，具备胜任力的治疗师依然会尊重这些习俗，牢记来访者对习俗持有矛盾的看法，但可能仍然尊重长辈和传统。
>
> · 只要有可能，具备胜任力的 CBT 治疗师就要调整干预措施，以适应其来访者的文化传统。治疗的目标是增加对文化的可理解性，增加来访者的能动性，并减少来访者的病耻感。在这方面，强调 CBT 的技能学习和时效性方面是有帮助的。

- 具备胜任力的治疗师尊重伦理准则。而专家治疗师还将"积极的伦理"原则融入实践。在实践中，优先考虑的是为来访者和其他人找到最佳解决方案，而不仅为了最大限度地减轻治疗师的责任负担。治疗师意识到这是一个复杂的过程，往往需要同行磋商和小心翼翼地解决问题。

第 11 章

成为高效且胜任的认知行为治疗师

"在你了解一切之后学到的东西才是最重要的。"

哈里・S. 杜鲁门（Harry S. Truman）

最后一章总结了致力于认知行为疗法的治疗师如何获得胜任力，如何维持治疗的有效性以及如何将治疗工作提升到专家水平的主要方法。这个过程的核心部分在于：治疗师在其职业生涯早期充分利用督导，以及在整个职业生涯中，作为督导师去学习和善用最佳实践。

通过重复和模拟获得胜任力

重复，这一概念看似普通，但对于获得 CBT 胜任力至关重要。处于受训阶段和职业生涯早期的治疗师可能在实践中没有多少机会去接触来访者进行 CBT 练习。然而，这些新手治疗师可以通过对一系列认知行为技术（见 McCullough，Bhatia，Ulvenes，Berggraf，& Osborn，2011）的**模拟**练习而收获颇丰，如渐进式放松训练、控制呼吸、理性反应（以及自动思维记录表和引导性发现提问的使用）、意象（如对即将到来的情境或过去创伤暴露的认知预演）和其他方法。模拟也可以在督导会谈中进行，因此我们也强调 CBT 督导师在与受训者会谈时利用角色扮演的重要性，当然，角色扮演也可以在正式的培训项目中进行，其中包括与一同参加工作坊的人一起练习（Milne，2009）。

　　另一个宝贵的实践机会是治疗师自我应用认知行为疗法。例如，（1）治疗师向自己提出引导性发现问题，而不是草率地得出负面结论，（2）治疗师选择行为激活，而不是一开始就因倦怠和情绪低落而取消治疗预约，（3）治疗师面对生活中引起焦虑的情境，及时采取行动而不拖延。这些自我应用 CBT 的时刻，对治疗师来说会颇有收获。治疗师在每次自我应用 CBT 技术时，可以获得宝贵的亲身经验；能够直接了解治疗程序中可能出现的"漏洞"（例如，认为自动思维不需要用书面记录下来）；以及作为愿意自助且"说到做到"的人，你能体会到一致性和完整性；能够提高自身共情能力的准确性，以帮助来访者克服在使用 CBT 技术时的困难和疑虑。例如，在督导中，让受训治疗师自己完成几个自动思维记录表可能是一项非常好的家庭作业。督导师通常会指导受训治疗师不要写深刻的个人议题（除非他们想与自己的专门治疗师分享这些问题），而是专注于与训练相关的问题，例如担心惹恼来访者。这种类型的练习也为新手治疗师提供了一个绝佳的机会，让他们在练习认知行为疗法技术时获得宝贵的重复练习的经验，同时也让他们拥有第一手经验去了解来访者在学习和运用这些自助技能时的感受，以及偶尔会遇到的困境。

　　当然，只要可能，受训的 CBT 治疗师就应该尽可能多地获得实战经验，向尽可能多的来访者提供安全、可靠的认知行为疗法。一些新手治疗师在接受培训时，会和某一特定来访者群体一起开展密集治疗，这有助于新手治疗师提高该专业领域的胜任力。而另一些新手治疗师在接受培训时，会获得和各种各样的来访者一起工作的宝贵经验。无论哪种情况，都是提高胜任力的可行途径，只要这些治疗师拥有自我觉察和动力来探索他们知识的局限性，并在培训过程中尽一切努力填补自己的不足。

　　治疗师培养上述胜任力，可以通过接受专业的认知行为督导（Newman，2016），坚持阅读 CBT 文献和书籍（Ledley et al., 2010），以及抓住机会成为参与 CBT 研究试验，根据方案提供治疗的治疗师（Newman & Beck, 2008）。良好的督导可以使 CBT 新手治疗师走出自己的舒适区，处理具有挑战性的案例，并学会采取多种干预措施，而所有这些都依赖于督导师提供的及时、可靠和支持性的督导。如果新手 CBT 治疗师把阅读最新文献也作为重要任务之一，他们就已经养成良好的习惯了，而这个习惯将提高他们在理解和实施 CBT 方面的学习速度；而又因为他们重视 CBT 领域的最新进展，所以他们在整个职业生涯中都能保持高水平的胜任力。此外，由于临床研究试验通常需要对所有参与者都进行严格和密集的督导，通常包括视频记录每次会谈（以对来访者的依从性和治疗师胜任力进行评分）。因此，如果有机会，新手治疗师可以通过参与临床研究来迅速地提高自己的胜任力水平。通常，预科博士的 CBT 治疗师（pre-doctoral CBT therapists）往往会被选中来承担这一重要角色，前提是他们展现出高度的责任心和相关的专业态度，表明他们有成为一名胜任的 CBT 从业者的潜质（Newman & Beck，2008）。

保持胜任力：克服疲劳和"安全行为"

即使最优秀的治疗师也会产生治疗程序上的偏离，而通常这种治疗程序对大多数来访者都很有效。那么怎么解释即使是最有经验的治疗师偶尔也会偏离认知行为治疗方法？主要有两个因素：（1）疲劳，（2）治疗师的"安全行为（safety behavior）"。治疗师通常会倾注大量精力到认知行为治疗中，其中包括会谈前的准备工作、会谈中高度集中的注意力和沟通能力，以及大量需要积极投入、亲身参与的技能教学活动。具有高水平胜任力的 CBT 治疗师还需要带着建设性的思维模式进入每一次治疗会谈，并在治疗中使一些积极的和令人记忆深刻的事情发生。而疲劳可能会降低治疗师治疗工作的水平。值得期待的好消息是，最近基于正念减压疗法（mindfulness-based stress reduction，MBSR）的研究表明，尽管治疗工作压力极大，治疗师——从新手到经验丰富的专家——都可以从学习如何自我应用正念中受益匪浅，从而显著减少"耗竭"，并增加对来访者与自己的共情和同情（Davis & Hayes，2011）。由此推论，我们可以相信，治疗师也可以通过个人爱好来抵消疲劳对治疗的干扰效应。这些个人爱好可以增加治疗师的自我效能感和"活在当下的感受"，例如瑜伽、休闲活动、创意爱好或者其他让他们感到有趣、沉浸其中以及与心理健康专业工作形成鲜明对比的消遣活动。

第二个可能影响认知行为疗法专业性的因素是治疗师的"安全行为"，这与治疗师的信念有关，治疗师可能会认为某些来访者太脆弱，无法严格遵循CBT程序（Waller，2009）。虽然有时 CBT 治疗师为了找到更好的干预时机可能会适当推迟实施干预，但如果这种推迟成为规律而非例外，就可能出现"偏离"CBT 的情况。当治疗师频繁选择保守的干预方式，这种干预方式也许能帮助来访者在此时此刻感觉更好，但长此以往在治疗中是以牺牲帮助来访者突破其舒适区为代价的。在这种情况下，治疗师将治疗从认知行为疗法转变成一种支持性治疗，而这种转变削弱了干预效果。CBT 包含支持性疗法中的共情和培育（nurturing）的部分（Gilbert & Leahy，2007），同时增加了技能培养这一重要组成部分，这可能会在这个过程中带来一些不适。那些频繁地低估来访者学习新的压力应对心理技能的治疗师，会使得会谈缺乏指导性，导致时间利用效率降低，使来访者的自助学习速度变慢，最终导致他们在实施高效的 CBT过程中"走样"。对治疗师来说，对过度的安全行为的补救措施是：（1）重新评估治疗师与来访者在会谈中承受压力的能力有限有关的信念，（2）与来访者一起参与和实施积极的 CBT 方法，同时，发展出特别的支持方法（如前几章所述）。

自我反思的持续发展

正如第 1 章所指出的，具备胜任力的 CBT 治疗师所主张的核心价值中，包括愿意应用 CBT 方法来帮助自己（为了实践技能，为了自己的健康，为了更好地理解来访者），以及愿意在整个职业生涯和生活中扮演"学生"的角色（年龄和经验增长的同时保持谦逊）。"自我反思"这一进阶技术体现了这个价值观，它也是发展 CBT 专业技能中不可或缺的组成部分。正如本内特 – 利维（Bennett-Levy，2006）所指出的，自我反思代表一种进阶技能，它要求治疗师能够敏锐地意识到自己在治疗会谈内外的反应，并借此加强与来访者的治疗关系，还要求督导师为受训治疗师示范这一宝贵的技能。

　　以下是治疗师自我反思的例子。在每种情况下，治疗师通过审视自己，使自己能够保持高水平的胜任力和专业素养，更全面完整地构建个案概念化，并从个人经验中积极地学习。

1. 一位治疗师与法院指定的来访者预约在下午 1 时会面，该来访者过去经常迟到。在会谈开始的前半小时，治疗师发现自己在考虑是否在午餐后出去快速地处理一下私人事务。他评估了情况，意识到如果他处理私人事务，他下午 1 时的会谈就会迟到，但他一开始还是选择出去办事。他停顿了一会儿，思考为什么他会这样做，因为自己平时非常守时。治疗师开始关注到自己的想法是，"那个来访者经常让我等，所以我为什么不能让他等一次呢？"治疗师立即意识到这是一种功能失调的认知，因为他正在允许自己的行为受到来访者的不当影响，而不是继续按照专业准则行事。此外，治疗师意识到，他对这位来访者的恼怒比之前自己以为的更强烈。因此，治疗师开始关注自己对这名来访者的负面反应，以及这些反应可能如何影响治疗过程。此外，治疗师开始推测这位来访者可能会对生活中的其他人也产生类似的负面影响，也许还会引起他们的愤怒。这个思路成为该来访者的个案概念化的一部分。最后，治疗师决定放弃外出办事，并冷静准备，打算从治疗目的出发将来访者习惯性迟到的问题列入治疗议程。

2. 一位来访者的问题经常因其回避行为而得到维持和恶化，这位来访者对治疗师说，她又感到"瘫痪"，无法为她的雇主撰写一份重要报告了。尽管来访者认为自己无能和失败，治疗师还是试图帮助她去解决一些问题。此时，治疗师意识到自己也一直在拖延对治疗逐字稿的整理。因为她自己也有一些不相信自己能够完成工作的信念，而且她也发现写论文的过程让她感到厌烦。此刻，治疗师共情了来访者，从而在两人共同努力应对消极假设和相关焦虑时，能够向来访者表达更多的温暖和肯定。当治疗师试图给来访者安排一份适当的家庭作业时，治疗师也默默地向自己保证，一定要完成自己那部分的家庭作业（治疗逐字稿），这样她就可以继续写论文了。与此同时，治疗师要确保来访者明白她不会因为在这个过程中可能遇到的任何困难而受到批评。正如治疗师所说，"无论你对家庭作业的反应如何，对我们来说都是对了解自己有用的信息，这样我们可以继续更好地解决问题。"治疗师也更加同情自己，因为她认为，"如果我真的相信，来访者'过分自责'对治疗没有帮助，那我也不应该这样对待自己。"这种观点对治疗师的心理健康有益处，进而也可以帮助她在临床实践中更好地帮助来访者。

3. 一位来访者告诉他的治疗师，治疗师没有给予他足够的关注，因为近来他每周的《贝克抑郁量表》得分明显恶化，治疗师在会谈中没有提到这一点，而是像往常一样，好像没有发生任何不愉快的事情。治疗师看了看图表，意识到她确实没有充分意识到来访者症状的恶化。起初，她对来访者说"但你自己没有说过感觉更糟，你的日程安排和往常一样，而且你看起来气色很好"，几乎在治疗师做出评论的瞬间，她意识到这更多是在为自己的疏忽开脱，而不是对刚刚的情形进行概念化，去修复治疗联盟，以及确定临床上恰当的处理方式。治疗师认识到，来访者在会谈中的行为与通常的行为模式非常一致，即他默默地承受痛苦，感到孤独，只字不提他的情感困扰，向世界展示一个"完美"的形象，并坚持认为"如果其他人真的在乎自己，他们应该会注意到这些"。治疗师因此获得了一个有价值的视角，来观察来访者如何与他人（包括治疗师）相处的功能模式。然而，治疗师也承认（对自己和对来访者），作为专业人士，她有责任更敏锐地注意到来访者的痛苦。她为没有注意到来访者病情的恶化而向来访者道歉，表示愿意努力理解来访者功能恶化的原因，并建议他们开始合作，共同寻找有效的干预方法。治疗师决定，等到稍后（在治疗联盟修复后），她将公开指出，来访者掩盖自己的痛苦，同时又指望别人能读懂他的想法这一适应不良的行为。与此同时，治疗师在脑海中默默地做出一些理性反应，以回应诸如"我破坏了我们的良好关系"和"一个好的治疗师不应该这么粗心大意"之类的自动思维。她的理性回应包括，"这对我们的治疗关系的发展确实带来了压力，但我们以前的良好合作将是帮助我们应对这种情况并积极前进的坚实基础"，以及"我的这次疏忽确实重要，但我是不是一名'好'的治疗师并不仅取决于这一事件，而是体现在我如何从这种情况中吸取教训上"。此外，治疗师回忆说，她在向来访者解释她是如何忽视来访者的退步迹象时，用了"你看起来气色很好"这样的词。她开始问自己，她是否被来访者深深地吸引，以至于她有失去临床客观性的风险，而将来访者视为一个爱慕（甚至渴望）的同伴。带着勇气、专业精神和妥善对待来访者的决心，治疗师就这种情况与一位值得信赖的同事进行了磋商，以获得坦率和有益的反馈。这就是胜任力的一个重要标志。

4. 一名正在受训的治疗师对在会谈中与来访者一起使用角色扮演有所顾虑，尽管她的督导师表明这种方法是有用的。她意识到自己对角色扮演的回避与她对该技术表现不佳以及来访者会对她失去信心的预期有关。这位受训中的治疗师向自己解释说，暴露于这种令她恐惧和回避的干预，可以帮助她逐渐适应角色扮演带来的焦虑，提高她的临床技能，并且可以通过应对和掌控的经验来帮助她改变消极的想法。因此，她决定与来访者进行一次角色扮演练习，作为"双重干预"（对她自己以及需要练习自信果断技术的来访者而言）。双方都从中受益，受训中的治疗师也更愿意在将来使用这项宝贵的技术。

自我反思对督导师来说同样重要，尤其是当他们的行为对受训者和来访者都有重要影响时。当受训者表现出焦虑的迹象时，督导师需要考虑一下自己是如何导致这种状态的。督导师有时可能会低估他们对受训者的影响，而受训者往往都非常清楚督导师正式的总结性评估对他们在培训项目中的地位以及（实际上）对他们职业生涯的影响。受训者可能对更换另一位督导师这件事几乎没有任何发言权，他们在与一位督导师合作时遇到的任何困难都可能会影响同一部门的其他督导师看待他们的方式（Newman，1998）。因此，具备胜任力的督导师需要以支持性和非惩罚性的方式恰当地阐明督导的标准，例如，被督导者必须会见来访者的人数、会谈录音的数量和需要提交的与案例相关的记录，以及被督导者同意学习和实践的技能（参见专栏 11.1 中的督导"协议"示例）。

专栏 11.1

督导协议示例

临床实习督导目标

1. 在学年期间，对 3~5 名来访者进行认知行为治疗。在一周当中如果没有来访者，在督导师的督导下进行角色扮演练习。

2. 及时撰写所有的治疗笔记和报告，并条理清晰地保存在来访者的记录中，以便督导师和受训者共同签名。（我理解我的督导师必须对来访者的治疗承担最终的专业责任。）

3. 为了保护来访者的隐私，将档案记录保存在安全的地方，尽可能隐藏个人信息，并避免在培训设置之外讨论他们的案例。

4. 将认知行为疗法的结构应用到每一次会谈中，包括设定议程、评估来访者的情绪和思维过程，以及回顾和布置作业。

5. 学会将好的、一般的临床技能（如温暖、共情、机智、真诚、倾听）与特定的认知行为治疗干预（如角色扮演、认知重构、合作经验主义）相结合。

6. 从问题行为、情绪、想法和潜在的信念或图式等方面来描述来访者的问题。

7. 以最佳状态，并准时参与来访者的治疗会谈和督导会谈。

8. 在无法为来访者提供服务时，主动安排合适的处理方法来满足来访者的需求。

9. 当来访者出现特殊问题，可能无法等到下一次正式安排的督导会谈时，主动寻求督导师或其他可能的、合适的、有执业资格的心理健康专业人员的咨询。

10. 在学年期间中，提交至少 4 次会谈的视频记录（经来访者签字同意），其中 3 次在《认知治疗评定量表》上获得至少 40 分。

11. 积极阅读关于认知行为疗法的文献、章节和书籍，并准备好在督导过程中讨论它们。

12. 积极遵守职业伦理准则和所在地区的法律法规，并准备好在督导中讨论可能遭遇的伦理和法律上的困境。

13. 我知道我的督导师会在整个学年期间每季度给我一次正式的评估反馈。

14. 我知道我的督导师将如期参加督导会谈，并协助处理来访者的临床危机。

15. 我知道我的督导师会查看至少 4 份我的认知行为治疗会谈的完整记录并对其评分。

一般来说，具备自我反思胜任力的督导师也会培养受训者的这种胜任力，而受训者反过来也会更擅长帮助来访者自我反思，从而更擅长自我应用 CBT。这样做的结果是，来访者感觉到自我效能感提升，从而改善治疗效果的维持，而新手治疗师也会成为专业的 CBT 实践者和督导师，将自我反思的胜任力"传递"给下一代受训者，这种积极循环周而复始。

高度胜任力：让 CBT 会谈更加难忘和鼓舞人心

在 CBT 的实施过程中，能体现专业性的一个重要表现是，治疗师有能力向来访者传授认知行为疗法理论和实践的自助技能，使来访者能够最大限度地学会这些技能，并且尽可能地激发来访者使用这些技能的动机。就像我们中的许多人会记住那些帮助我们爱上某个学科的老师一样——他们擅长表达温暖、给学生温暖的鼓励以及使用有吸引力的材料进行教学——具备高度胜任力的治疗师可以对他们的来访者产生同样的积极影响。其结果是获得更好的治疗效果和更持久的维持效果——当然，不是在每个案例中都会如此，但对于治疗师来说，他们的来访者越多，这样的结果也会越多。虽然"来自来访者的满意评价"不能替代经验证据，但它们还是揭示了来访者可能会觉得对他们特别有帮助的各种过程，还为我们提供了以后可能会得到验证的假设。考虑到这一点，以下是过去 20 年中宾夕法尼亚大学认知行为治疗中心里由 CBT 真实来访者提供的一些评论（治疗后的感谢卡片）。以下材料都不会泄露来访者身份，而这些评论凸显了众多来访者会反复强调的主题。

- "你从不让我轻易说'我不知道'。这有时使我感到很困惑，但也让我开始思考，现在我比以前更了解我自己和我的生活。谢谢你让我如此努力地把事情弄明白！"
- "谢谢你花时间向我解释这些事情。你从来没有高高在上地跟我说话，你也从未为了体现高深学问而故弄玄虚，令我难以理解。你总能给我提供我需要的信息，或者告诉我如何自己得到这些信息。治疗从来都不是一个谜团。你让我明白了一些事情，现在我对自己更有信心了，因为我'明白了'，我知道我该做什么来帮助自己。"

- "你的类比和故事给了我很大的帮助，你描述的每一幅画面，正如人们所说的那样，胜过千言万语。我永远不会忘记你说的，我的生活就像一场棒球比赛。现在我正在用管理高中棒球队的方式来管理我的生活，即使当裁判吹哨时，我也不会生气！"

- "对我来说，治疗的转折点是当你愿意自己制作一份自动思维记录表并展示给我的时候。那才是真正的身体力行！在你这样做之后，我真的觉得我可以相信你对我说的话，我看到你在支持我，而不仅是告诉我应该做什么。"

- "当我不再相信自己时，你相信了我。当我以为我一天都应付不了的时候，你让我相信我可以。当我为自己的失败感到羞愧时，你让我关注到我身上的优点。当我忘了怎么使用 CBT 技能的时候，你耐心地给我讲解。你从不让我放弃，我知道你会站在我的身旁。当我开始变得更好，并学会使用 CBT 技能时，你是我的啦啦队队长，让我继续前进。我会想念你的，你的教诲将永远留在我的脑海里，你的关怀将永远留在我的心里。"

　　这些卡片都强调了 CBT 工作中治疗关系的重要性。此外，它们还表明了一种期望，即治疗的积极效果将给来访者留下积极、持久的印记。正如上面的评论之一所指出的，治疗师可以通过使用隐喻、故事、类比、假设性问题和任何类似的方法来增强来访者对重要的治疗内容的理解和记忆，这种方式胜过千言万语（Blenkiron，2010；Newman，2000）。实现这一目标的最佳方式之一是使用来访者认为特别有意义的信息，如与他的职业、个人价值观、民族或文化习俗、爱好、特别感兴趣的领域（如体育、文学、电影、音乐、政治）的相关词汇。为了实现这一目标，治疗师至少需要具备两个方面的实力：（1）在形成和维持临床相关信念时，能够轻松地将来访者的个人兴趣、价值观和经验都考虑在内，形成灵活的个性化的个案概念化；（2）拥有自己丰富的知识库，尽可能广泛地了解心理治疗之外的话题，从而获得更多的信息，增加来访者对治疗师所说的话产生共鸣的机会。换句话说，跨领域的终身学习有助于治疗师在提供良好的 CBT 方面建立自己的专长。以下是一些治疗师使用个案概念化（例如，了解来访者在讨论中可能会感到最有吸引力的内容）与外部知识体系相结合的例子，以向来访者提供简洁明了、有意义的治疗信息，让来访者可能记住并使用。

- 来访者是一名职业法官，患有以消极思维为特征的慢性抑郁症。她一直不愿意对家庭作业做出理性回应，说它们并不真正代表她所相信的东西。治疗师使用美国最高法院做了一个类比，要求来访者将理性回应视为"反对意见"，并要求她在家庭作业中写出这些反对意见的最佳版本。这种用法理学的语言对理性反应进行重新措辞的方法，增加了来访者做出理性反应的意愿，这种意愿被治疗师想与来访者合作验证"多数意见"（即她的典型消极思维）的优点的意愿所强化。

- 来访者是一名中年男子，他爱好冰球。他经常与治疗师意见不一致，坚持认为治疗师的反馈失之偏颇，认为只有他（来访者）才能准确地判断自己的生活中发生了什么。为了获得来访者的最大关注，治疗师使用了一个冰球隐喻，他说：

    "好比你在观看冰球比赛，你坐在前排，正对着玻璃。没有人比你更能感受到'比赛'的力量、速度和激情，因为你距离比赛最近。相比之下，我坐在 12 排之后，从另一个有利的角度观看着你人生中的冰球比赛。我不可能像你一样欣赏比赛带来的视觉冲击力，但是我可以看到冰面上比赛中的战术，因为我在更高的位置，而你离得太近，所以看不到这些战术。我想我们可以一起努力，更好地理解这场比赛。你可以跟我分享比赛的力量和激情，也许我可以给你传达关于比赛战术的信息。"

然后来访者问道："我怎么才能坐到 12 排之后的位置观赛呢？"治疗师认为这是一个机会，他回答说："通过学习一些拉开距离感的技巧——这些技巧可以帮助你获得更多的洞察力，更具策略性地评估你的生活而不是冲动行事。"来访者对此产生了兴趣，会谈中争论的语气也减弱了。

- 一名有自杀倾向的青少年女性来访者主诉生命没有意义，并对治疗师讨论如何让她的生活更有价值和更有希望的努力不屑一顾。当治疗师得知这位来访者的音乐偶像是摇滚乐队涅槃（nirvana）的主唱库尔特·科本（Kurt Cobain；1994 年自杀）时，他决定阅读《滚石》（*Rolling Stone*）杂志关于"库尔特·科本的生平"的专刊来了解这位摇滚明星。他还购买了两张涅槃乐队的专辑，并熟读了其中一些歌词。他和来访者讨论了涅槃乐队的音乐，这让来访者在会谈中更加健谈［包括他们一致认为歌曲"心形盒子（Heart-Shaped Box）"可能是对科本的心理治疗师的黑暗致敬］。然后，治疗师抓住来访者表达乐坛和歌迷失去库尔特·科本的悲痛的时机，要求来访者做家庭作业，列出至少 5 个库尔特·科本不应该选择自杀的理由。来访者非常高兴地带来了一长串书面理由清单，从而引出了关于来访者不自杀才是明智的原因的讨论。

具备胜任力的治疗师会不遗余力地以方便来访者接受、理解和记忆的方式传递治疗信息。这意味着治疗师要理解什么对来访者来说是重要的，并为此调整 CBT 会谈，使之对来访者来说更个性化、有趣味和有意义。

CBT 督导中的胜任力

认知行为疗法领域的专家过去已经阐述了他们关于什么是认知行为治疗督导的最佳实践的假设（例如，Liese & Beck，1997；Padesky，1996），作为目前在该领域取得进展的实证回顾和研究的基础（例如，Milne et al.，2010）。在研究督导方法及其结果时，米尔恩及其同事定义了有效性："……证明临床督导对被督导者的学习产生了影响，包括态度和技能的改变……或者在来访者治疗效果方面产生了有利的结果（p.281）"。

米尔恩等人（Milne et al.，2010）使用最佳证据综合法（best-evidence synthesis，BES）回顾了 24 项具有代表性和方法论严谨的研究，确定了具备胜任力的 CBT 督导的一些核心特征，包括直接观察受训者的工作（例如，通过视频录像）、提供反馈，并使用多种模式的教学方法（例如，讲授指导、角色扮演、示范技术应用、阅读、视频演示）。作者补充说，在这 24 项研究中，还有一些督导方法没有得到一致的研究结果，但从理论和专业角度来看，这些方法值得进一步研究。这些方法包括：在适当的界限内建立健康的督导联盟、示范和传授跨文化相关的胜任力、教授批判性思维技能、加强对来访者的治疗结果进行可靠的和有效的监测、鼓励受训治疗师自我反思，以及设定督导目标、培训受训治疗师有效地组织会谈、个案概念化和教授来访者使用各种 CBT 自助技术。基于这一系列的研究，一种新的督导评估工具被开发出来，这种新的工具被称为"督导：依从性和指导性评估"（Supervision: Adherence and Guidance Evaluation，SAGE；Milne & Reiser，2008）。纽曼（Newman，2010）对 CBT 督导师的技能和职责——基础的和功能的——的相关总结见专栏 11.2。

专栏 11.2

CBT 督导师的责任（非详尽）列表

1. 在专业上、伦理上和法律上为受训者治疗的来访者承担最终责任。定期监测案例，做好保密记录，及时检查受训者的临床记录，并签名。

2. 提供定期的督导会谈（如每周一次），在不方便督导时安排其他方便的督导时间。

3. 为临床督导建立明确的目标。让督导过程清晰可预测，而不是神秘莫测。

4. 定期向受训者提供反馈，包括每季度提供正式评估。回顾受训者与来访者会谈的记录，或者以其他方式直接观察他们的工作。以建设性的方式评估受训者的进步，鼓励他们作为新手治疗师取得的进步和成长，但也要做好准备，找出可能需要特别辅导的受训者，以确保他们有能力为来访者提供合理标准的治疗。

5. 促进受训者的专业发展和自主性，同时在受训者与来访者面临复杂、危急或危险的临床情况下，平衡这一目标，并作为顾问提供帮助（或许直接参与治疗）。

6. 成为践行伦理行为、合乎职业水准和专业的临床问题解决的榜样。尊重受训者的边界，明智、富有同情心地利用督导关系中的权力不平衡。

7. 强调治疗关系的重要性，并以合作和仁慈的方式对待受训者，从而展示良好的关系技巧。向受训者展示如何像经验主义者一样思考，但又能以温暖和关心的方式交流。

8. 帮助受训者学习 CBT 个案概念化技巧。

9. 帮助受训者学习各种各样的 CBT 干预措施。使用角色扮演和视频演示等方法来促进这一目标的实现。

10. 指导受训者获得有价值的资源，如文献、教学资源、跨学科和跨文化的资源、学术会议和专业展示机会等。

直接观察

督导师最好能定期听取和（或）查看其受训者的治疗会谈记录（在来访者知情同意的情况下）。受训者的收获包括：得到关于他们所实施的 CBT 会谈的总体反馈，通过在《认知治疗评定量表》上的评分来定期跟踪自己作为 CBT 受训者的进步，以及感受到督导师的重视，这种重视体现为督导师为他们的训练投入了额外的时间。督导师也会获得很大的好处：他们可以更全面地了解在他们的专业指导下进行的认知行为治疗的情况，他们可以通过审查更多的数据提供更有依据的反馈，他们还可以**从受训者那里学习**。

直接观察作为一种督导方法，还包括督导师为受训者提供机会，观看由更有经验的治疗师实施 CBT 的过程。这可能包括对专门制作的治疗师的治疗视频［例如那些可以通过美国心理协会购买的录音，以及通过 CBT 培训网站——如贝克认知研究所——购买的录音，随书附赠的 DVD①（如 Wright et al.，2006），或通过视频或单向镜向受训者展示他们与来访者的咨询工作］的观察和讨论。当督导师展示自己进行 CBT 的视频时，他们有很多选择。他们可能会展示最好的工作范例（作为熟练示范）。或者，他们可以展示在应对困难时坚持下来的视频片段（作为应对示范）。在这两种情况下，督导师可以暂停视频，并为他们的受训治疗师添加"现场解说"（例如，"如果我可以再次进行干预，我会做一些不同的事情"），或提问（"根据你对个案概念化的了解，你觉得来访者会对我的反馈有怎样的回应？"）。此外，督导师可以根据录像中出现的内容向受训者提问接下来的治疗内容或方向（假设如此，是因为个案可能不再进行定期的治疗了），这种方法在团体督导模式下特别有效。

---

① 英文 Digital Video Disc 的缩写，中文称数字多功能光盘。——译者注

督导师作为关键情境下的首席顾问

有效的督导需要谨慎平衡两个方面：一方面促进和鼓励受训者独立行动和做出决策，另一方面愿意帮助受训者处理复杂的、困难的甚至高风险的情况（Ladany et al.，2005）。当被督导者对某个个案表示担忧时（例如，来访者的自杀风险增加），督导师可能会选择花额外的时间来督导该案例，并且可能需要额外"检查式"沟通，例如，要求受训者在下一次治疗会谈结束后立即致电（或拜访）督导师，以报告所发生的情况，并确定是否需要进一步的干预措施。通过这样做，督导师既让受训治疗师直接处理了高风险来访者的情况，又促进了治疗师的自主性，同时也提供了自己作为专业负责人的同行磋商支持。

尽管对如何管理潜在临床危险情况的全面讨论超出了核心胜任力手册的范围（见 Dattilio & Freeman，2007；Wenzel et al.，2009，关于 CBT 中处理处于危机中的来访者的方法），我们在下面列出了几个要点。第一，有效的督导师愿意解决棘手的问题，例如，来访者的高风险行为（例如，自杀倾向、跨越治疗师的边界）、伦理困境（例如，是否怀疑有需要报告的儿童虐待、处理无意中不可避免的双重关系）、治疗中的跨文化问题和受训治疗师的技能缺陷，同时还要营造一个足够安全的督导氛围，以允许对高度敏感的问题进行讨论，如"当受训者对来访者产生性吸引力时，他们应该怎么做？"（Ladany et al.，2005）。第二，督导师需要做好准备，主动讨论和处理上述情况，而不是由受训者主导问题的提出。第三，有时督导师直接与受训者的来访者交谈或会面是合适的（也可能是有必要的），尤其是在高风险的情况下。可以肯定的是，具备胜任力的督导师允许他们的受训者通过直接暴露于具有挑战性的、引起焦虑的临床状况来成长，但是当安全和（或）伦理方面的担忧明显增加时，督导师也愿意并准备好承担责任和采取主导地位。

结束语

以下是一份非常简短的重要信息清单，督导师可以把以下信息传达给那些对自己的专业技能不太自信的受训者。

1. 当你的来访者在治疗初期对治疗反应不佳时，不要着急和沮丧。请记住，希望来源于治疗师。要成为坚持不懈和乐观的榜样。

2. 作为治疗师，有时候你可能会对自己的治疗效果产生怀疑。在一定程度上，这是好事，因为这意味着你正在试图客观地评估你作为治疗师的表现，以及你的来访者的状况。然而这种自我怀疑是为了更好地解决问题，而不是消极地评价自己。

3. 即使是循证治疗，如 CBT，也不能保证治疗对来访者总是会产生最佳反应。因此，一路上你会经历一些失败。从中学习，你未来的来访者会从中受益，包括那些"失败"的来访者，他们可能会再次向你寻求咨询！

成为具备胜任力的 CBT 治疗师和督导师并不要求尽善尽美。尽管 CBT 已经被证明是行之有效的，但它还是一门没那么精准的科学，它将继续发展和进步。胜任力意味着我们接受作为一个助人者所带来的责任，意味着我们有学习和成长的意愿，意味着我们愿意积极主动地成长、实践和传授改善他人生活的最佳方法。

⬤ 本章重点

> - 从新手治疗师成长为具备胜任力的 CBT 治疗师需要对 CBT 过程进行多次重复和模拟，辅以角色扮演，尽可能地和更多的来访者一起实践，观看治疗会谈视频，并接受专注的、具备胜任

力的 CBT 督导师所传授的态度和价值体系。

- 热衷于阅读 CBT 文献以加快治疗师的学习速度，作为 CBT 治疗师，参与临床试验也可以提升治疗师的水平。

- 保持 CBT 胜任力要求通过良好的自我照顾和有意义的外部活动，来维持个人的精力和热情，并防止由于过度担心来访者没有准备好接受 CBT 而陷入"安全行为"。

- 高水平胜任力的一个衡量标准是 CBT 治疗师能够使治疗会谈具有启发性和令人难忘。治疗师在心理治疗领域内外都具有丰富的知识，具有洞察力和动力，能够使用对来访者有意义的比喻、类比和故事，促使来访者学习 CBT 自我监控和自助方法，以及在治疗过程中持之以恒地鼓励来访者并灌注希望。

- 自我反思可能是具备胜任力的 CBT 治疗师最重要的实践之一。面对治疗中的阻碍，自我反思能更好地实现自我纠正，并使治疗师成为适应性功能和建设性功能的榜样。

- 具备胜任力的 CBT 督导需要投入时间直接观察受训者的工作（例如，通过会谈录音和录像），并提供建设性的反馈、示范，以及传授技巧、提出能提升受训者的概念化能力的问题，明确解决跨文化和伦理问题，并在受训者信心不足时用友好的、有希望的话来鼓励他们。

参考文献

Alloy, L. B., Peterson, C., Abramson, L. Y., & Seligman, M. E. P. (1984). Attributional style and the generality of learned helplessness. *Journal of Personality and Social Psychology*, 46, 681−687.

American Psychiatric Association (1980). *Diagnostic and statistical manual of the mental disorders* (3rd ed.). Washington, DC: American Psychiatric Association.

American Psychiatric Association (2000). *Diagnostic and statistical manual of the mental disorders (DSM-IV-TR fourth edition [text revision])*. Washington, DC:American Psychiatric Association.

American Psychological Association (2002). Ethical principles of psychologists and code of conduct. *American Psychologist*, *57*, 1060−1073.

Anderson, S., Khowaja, M., Rosales, A., Schroth, E., & Street, J. (2011). Unique perspectives on diversity: Experiencing intersecting roles of students in clinical training. *Psychotherapy Bulletin*, *45*, 8−10.

Antony, M. M., Orsillo, S. M., & Roemer, L. (Eds.). (2001). *Practitioner's guide to empirically based measures of anxiety* (1st ed.). New York, NY: Springer-Verlag.

Antony, M. M., & Roemer, L. (2011). *Behavior therapy*. Washington, DC: American Psychological Association.

Antony, M. M., & Rowa, K. (2008). *Social anxiety disorder*. Ashland, OH: Hogrefe & Huber.

Arntz, A., Klokman, J., & Sieswerda, S. (2005). An experimental test of the schema mode model of borderline personality disorder. *Journal of Behavior Therapy and Experimental Psychiatry: Special Issue: Cognition and Emotion in Borderline Personality Disorder*, *36*, 226−239.

Barber, J. P., & DeRubeis, R. J. (1992). The Ways of Responding: A scale to assess compensatory skills taught in cognitive therapy. *Behavioural Assessment*, *14*, 93−115.

Barlow, D. H., Allen, L. B., & Choate, M. L. (2004). Toward a unified treatment of emotional disorders. *Behavior Therapy*, *35*, 205−230.

Barlow, D. H., Farchione, T. J., Fairholm, C. P., Ellard, K. K., Boisseau, C. L., Allen, L. B., & Ehrenreich-May, J. (2011). *The unified protocol for transdiagnostic treatment of emotional disorders: Therapist guide*. New York, NY: Oxford University Press.

Barrett, M. S., Chua, W., Crits-Christoph, P., Gibbons, M. B., & Thompson, D. (2008). Early withdrawal from mental health treatment: Implications for psychotherapy practice. *Psychotherapy: Theory, Research, Practice, Training, 45*, 247–267.

Beck, A. T. (1976). *Cognitive therapy and the emotional disorders*. New York: International Universities Press.

Beck, A. T., Brown, G. K., & Steer, R. A. (1997). Psychometric properties of the scale for suicide ideation with psychiatric outpatients. *Behaviour Research and Therapy, 35*, 1039–1046.

Beck, A. T., Butler, A. C., Brown, G. K., Dahlsgaard, K. K., Newman, C. F., & Beck, J. S. (2001). Dysfunctional beliefs discriminate personality disorders. *Behaviour Research and Therapy, 39*, 1213–1225.

Beck, A. T., Epstein, N., Brown, G., & Steer, R. A. (1988). An inventory for measuring clinical anxiety: Psychometric properties. *Journal of Consulting and Clinical Psychology, 56*, 893–897.

Beck, A. T., Freeman, A., Davis, D., & Associates (2004). *Cognitive therapy of personality disorders* (2nd ed.). New York, NY: Guilford.

Beck, A. T., Rush, A. J., Shaw, B., & Emery, G. (1979). *Cognitive therapy of depression*.New York: Guilford.

Beck, A. T., Steer, R. A., Beck, J. S., & Newman, C. F. (1993). Hopelessness, depression, suicidal ideation, and clinical diagnosis of depression. *Suicide and Life- Threatening Behavior, 23*, 139–145.

Beck, A. T., Steer, R. A., & Brown G. K. (1996). *Manual for the Beck Depression Inventory II*. San Antonio, TX: Psychological Corporation.

Beck, A. T., Weissman, A., Lester, D., & Trexler, L. (1974). The measurement of pessimism: The Hopelessness Scale. *Journal of Consulting and Clinical Psychology, 42*, 499–505.

Beck, A. T., Wenzel, A., Riskind, J. H., Brown, G., & Steer, R. A. (2006). Specificity of hopelessness about resolving life problems: Another test of the cognitive model of depression. *Cognitive Therapy and Research, 30*, 773–781.

Beck, J. S. (1995). *Cognitive therapy: Basics and beyond*. New York, NY: Guilford.

Beck, J. S. (2011). *Cognitive behavior therapy: Basics and beyond* (2nd ed.). New York, NY: Guilford.

Bellack, A. S., & Hersen, M. (1977). *Behavior modification: An introductory textbook*. Baltimore, MD: Williams & Wilkins.

Bennett-Levy, J. (2006). Therapist skills: A cognitive model of their acquisition and refinement. *Behavioural and Cognitive Psychotherapy, 34*, 57–78.

Bennett-Levy, J., Butler, G., Fennell, M., Hackmann, A., Mueller, M., & Westbrook, D. (2004). *The Oxford guide to behavioural experiments in cognitive therapy*. Oxford, UK: Oxford University Press.

Bennett-Levy, J., & Thwaites, R. (2007). Self and self-reflection in the therapeutic relationship: A conceptual map and practical strategies for the training, supervision, and self-supervision of interpersonal skills. In R. L. Leahy & P. Gilbert (Eds.), *The therapeutic relationship in the cognitive behavioral psychotherapies* (pp. 255–281). London: Routledge/Taylor & Francis.

Blatt, S. J. (1995). The destructiveness of perfectionism: Implications for the treatment of depression. *American Psychologist, 50*, 1003−1020.

Blenkiron, P. (2010). *Stories and analogies in cognitive behavior therapy*. New York, NY: Wiley.

Bongar, B., Berman, A., Maris, R., Silverman, M., Harris, E., & Packman, W. (Eds.). (1998). *Risk management with suicidal patients*. New York, NY: Guilford.

Bordin, E. S. (1979). The generalizability of the psychoanalytic concept of the working alliance. *Psychotherapy: Theory, Research, Practice, Training, 16*, 252−260.

Burns, D. D., & Spangler, D. L. (2000). Does psychotherapy homework lead to improvements in depression in cognitive-behavioral therapy or does improvement lead to increased homework compliance? *Journal of Consulting and Clinical Psychology, 68*, 46−56.

Cardemil, E. V., Moreno, O., & Sanchez, M. (2011). One size does not fit all: Cultural considerations in evidence-based practice for depression. In D. W. Springer, A. Rubin, & C. G. Beevers (Eds.), *Clinician's guide to evidence-based practice: Treatment of depression in adolescents and adults* (pp. 221−243). Hoboken, NJ: Wiley.

Castonguay, L. G., & Beutler, L. E. (2006). *Principles of therapeutic change that work*. New York, NY: Oxford University Press.

Chen, S. W., & Davenport, D. S. (2005). Cognitive-behavioral therapy with Chinese- American clients: Cautions and modifications. *Psychotherapy: Theory, Research, Practice, Training, 42*, 101−110.

Clark, D. A., & Beck, A. T. (2010). *Cognitive therapy of anxiety disorders: Science and practice*. New York, NY: Guilford.

Crits-Christoph, P., Gibbons, M. B. C., Hamilton, J., Ring-Kurtz, S., & Gallop, R. (2011). The dependability of alliance assessments: The alliance−outcome correlation is larger than you might think. *Journal of Consulting and Clinical Psychology, 79*, 267−278.

Dahlsgaard, K. K., Beck, A. T., & Brown, G. K. (1998). Inadequate response to therapy as a predictor of suicide. *Suicide and Life-Threatening Behavior, 28*, 197−204.

Dattilio, F. M., & Freeman, A. (Eds.). (2007). *Cognitive-behavioral strategies in crisis intervention* (3rd ed.). New York, NY: Guilford.

Davis, D. D. (2008). *Terminating therapy: A professional guide to ending therapy on a positive note*. Hoboken, NJ: Wiley.

Davis, D. M., & Hayes, J. A. (2011). What are the benefits of mindfulness? A practice review of psychotherapy-related research. *Psychotherapy, 48*, 198−208.

Deblinger, E., & Heflin, A. H. (1996). *Treating sexually abused children and their nonoffending parents: A cognitive behavioral approach*. Thousand Oaks, CA: Sage.

DeRubeis, R. J., Brotman, M. A., & Gibbons, C. J. (2005). A conceptual and methodological analysis of the nonspecifics argument. *Clinical Psychology: Science and Practice, 12*, 174−183.

Detweiler-Bedell, J. B., & Whisman, M. A. (2005). A lesson in assigning homework: Therapist, client, and task characteristics in cognitive therapy for depression. *Professional Psychology: Research & Practice, 36*, 219−223.

Dobson, D., & Dobson, K. S. (2009). *Evidence-based practice of cognitive-behavioral therapy*. New York, NY: Guilford.

Duncan, B., Miller, S., Sparks, J., Claud, D., Reynolds, L., Brown, J., & Johnson, D. (2003). The Session Rating Scale: Preliminary psychometric properties of a "working" alliance measure. *Journal of Brief Therapy, 3*, 312.

Eells, T. D. (2011). What is an evidence-based psychotherapy case formulation?*Psychotherapy Bulletin, 46*, 17-21.

Elliott, R., Bohart, A. C., Watson, J. C., & Greenberg, L. S. (2011). Empathy. *Psychotherapy, 48*, 43–49.

Ellis, T. E. (Ed.). (2006). *Cognition and suicide: Theory, research, & therapy*. Washington, DC: American Psychological Association.

Ellis, T. E., & Newman, C.F. (1996). *Choosing to live: How to defeat suicide through cognitive therapy*. Oakland, CA: New Harbinger.

Evans, J., Williams, J. M., O'Loughlin, S., & Howells, K. (1992). Autobiographi cal memory and problem-solving strategies of parasuicide clients. *Psychological Medicine: A Journal of Research in Psychiatry and the Allied Sciences, 22*, 399–405.

Evans, M. D., Hollon, S. D., DeRubeis, R. J., Piasecki, J. M., Grove, W. M., Garvey, M. J., & Tuason, V. B. (1992). Differential relapse following cognitive therapy and pharmacology for depression. *Archives of General Psychiatry, 49*, 802–808.

Falender, C. A., & Shafranske, E. P. (2004). *Clinical supervision: A competency-based approach*. Washington, DC: American Psychological Association.

Feeley, M., DeRubeis, R. J., & Gelfand, L. A. (1999). The temporal relation of adherence and alliance to symptom change in cognitive therapy for depression. *Journal of Consulting and Clinical Psychology, 67*, 578–582.

First, M. B., Spitzer, R. L., Gibbon, M., & Williams, J. W. (2002). *Structured Clinical In terview for DSM-IV-TR Axis-I Disorders, research version, patient edition (SCID- I/P)*. Washington, DC: American Psychiatric Association Press.

Freeman, A., Felgoise, S. H., Nezu, A. M., Nezu, C. M., & Reinecke, M. A. (Eds.). (2005). *Encyclopedia of Cognitive Behavior Therapy*. New York, NY: Springer.

Gibbs, B. R., & Rude, S. S. (2004). Overgeneral autobiographical memory as depression vulnerability. *Cognitive Therapy and Research, 28*, 511–526.

Giesen-Bloo, J., van Dyck, R., Spinhoven, P., van Tilburg, W., Dirksen, C., van Asselt, T., Kremers, I., Nadert, M., & Arntz, A. (2006). Outpatient psychotherapy for borderline personality disorder: A randomized trial of schema-fo cused vs. transference-focused psychotherapy. *Archives of General Psychiatry, 63*, 649–658.

Gilbert, P. (2007). Evolved minds and compassion in the therapeutic relationship. In P. Gilbert & R. L. Leahy (Eds.), *The therapeutic relationship in the cognitive-behavioral psychotherapies* (pp. 106–142). New York, NY: Routledge/Taylor & Francis.

Gilbert, P. & Leahy, R. L. (Eds.). (2007). *The therapeutic relationship in the cognitive-behavioral psychotherapies*. New York, NY: Routledge/Taylor & Francis.

Goldfried, M. R., & Davison, G. C. (1976). *Clinical behavior therapy*. New York, NY: Wiley.

Goodman, W. K., Price, L. H., Rasmussen, S. A., Mazure, C., Fleischmann, R. L., Hill, C. L., Heninger, G. R., & Charney, D. S. (1989). The Yale−Brown Obsessive Compulsive Scale. 1. Development, use, and reliability. *Archives of General Psychiatry, 46*, 1006−1011.

Greenberger, D., & Padesky, C. A. (1995). *Mind over mood*. New York, NY: Guilford.

Hardy, G., Cahill, J., & Barkham, M. (2007). Active ingredients of the therapeutic relationship that promote client change: A research perspective. In P. Gilbert & R.L. Leahy (Eds.), *The therapeutic relationship in the cognitive behavioral psychotherapies* (pp. 24−42). New York, NY: Routledge/Taylor & Francis.

Hayes, S. C., Strosahl, K. D., & Wilson, K. G. (1999). *Acceptance and commitment therapy: An experiential approach to behavior change*. New York, NY: Guilford.

Haynes, S. N. (1978). *Principles of behavioral assessment*. Oxford, UK: Gardner.

Hays, P. A., & Iwamasa, G. Y. (Eds.). (2006). *Culturally responsive cognitive-behavioral therapy: Assessment, practice, and supervision*. Washington, DC: American Psychological Association.

Hersen, M. (2002). *Clinical behavior therapy: Adults and children*. Hoboken, NJ: Wiley.

Hewitt, P. L., Flett, G. L., & Weber, C. (1994). Dimensions of perfectionism and suicidal ideation. *Cognitive Therapy and Research, 10*, 439−460.

Hollon, S. D., DeRubeis, R. J., & Seligman, M. E. P. (1992). Cognitive therapy and the prevention of depression. *Applied and Preventive Psychiatry, 95*, 52−59.

Hollon, S., Stewart, M., & Strunk, D. (2006). Enduring effects of cognitive behavior therapy in the treatment of depression and anxiety. *Annual Review of Psychology, 57*, 285−315.

Horvath, A. O., Del Re, A. C., Flückiger, C., & Symonds, D. (2011). Alliance in individual psychotherapy. *Psychotherapy, 48*, 9−16.

Howard, R. C. (1999). Treatment of anxiety disorders: Does specialty training help? *Professional Psychology: Research and Practice, 30*, 470−473.

Huppert, J. D., & Siev, J. (2010). Treating scrupulosity in religious individuals using cognitive-behavioral therapy. *Cognitive and Behavioral Practice, 17*, 382−392.

Iwamasa, G. Y., Pai, S. M., & Sorocco, K. H. (2006). Multicultural cognitive-behavioral therapy supervision. In P. A. Hays & G. Y. Iwamasa (Eds.), *Culturally responsive cognitive-behavioral therapy: Assessment, practice, and supervision* (pp. 267−281). Washington, DC: American Psychological Association.

Jarrett, R. B., Vittengl, J. R., Clark, L. A., & Thase, M. E. (2011). Skills of Cognitive Therapy (SoCT): A new measure of patients' comprehension and use. *Psychological Assessment, 23*, 578−586.

Kaslow, N. J. (2004). Competencies in professional psychology. *American Psychologist, 59*, 774−781.

Kazantzis, N., Deane, F. P., Ronan, K. R., & L'Abate, L. (Eds.). (2005). *Using homework assignments in cognitive behavioral therapy*. New York, NY: Routledge.

Kazantzis, N., Whittington, C., & Dattilio, F. (2010). Meta-analysis of homework effects in cognitive and behavior therapy: A replication and extension. *Clinical Psychology: Science and Practice, 17,* 144–156.

Kinzie, J. D., & Leung, P. K. (2004). Culture and outpatient psychiatry. In W.S.Tseng & J. Streltzer (Eds.), *Cultural competency in clinical psychiatry* (pp. 37–51). Washington, DC: American Psychiatric Publishing.

Knapp, S. J., & VandeCreek, L. D. (2006). *Practical ethics for psychologists: A positive approach.* Washington, DC: American Psychological Association.

Kohlenberg, R. J., & Tsai, M. (1991). *Functional analytic psychotherapy: Creating intense and curative therapeutic relationships.* New York, NY: Plenum Press.

Kroenke, K., Spitzer, R. L., & Williams, J. B. W. (2001). The PHQ-9: Validity of a brief depression severity measure. *Journal of General Internal Medicine, 16,* 606–613.

Kuyken, W. (2006). Evidence-based case formulation: Is the emperor clothed? In N. Tarrier (Ed.), *Case formulation in cognitive-behavioral therapy: The treatment of challenging and complex cases* (pp. 12–35). New York, NY: Routledge/Taylor & Francis.

Kuyken, W., Padesky, C. A., & Dudley, R. (2009). *Collaborative case conceptualization: Working effectively with clients in cognitive-behavioral therapy.* New York, NY: Guilford.

Ladany, N., Friedlander, M. L., & Nelson, M. L. (2005). *Critical events in psychotherapy supervision: An interpersonal approach.* Washington, DC: American Psychological Association.

Lam, D. H., Hayward, P., Watkins, E., Wright, K., & Sham, P. (2005). Relapse prevention in patients with bipolar disorder: Cognitive therapy outcome after two years. *American Journal of Psychiatry, 162,* 324–329.

Lambert, M. J., Morton, J., Hatfield, D., Harmon, C., Hamilton, S., & Reid, R. (2004). *Administration and scoring manual for the Outcome Questionnaire-45.* Orem, UT: American Professional Credentialing Services.

Layden, M. A., Newman, C. F., Freeman, A., & Morse, S. B. (1993). *Cognitive therapy of borderline personality disorder.* Boston, MA: Allyn & Bacon.

Leahy, R. L. (2001). *Overcoming resistance in cognitive therapy.* New York: Guilford.

Leahy, R. L. (2003). *Cognitive therapy techniques: A practitioner's guide.* New York:Guilford.

Leahy, R. L., Holland, S. J., & McGinn, L. K. (2011). *Treatment plans and interventions for depression and anxiety disorders* (2nd ed). New York, NY: Guilford.

Ledley, D. R., Marx, B. P., & Heimberg, R. H. (2010). *Making cognitive-behavioral therapy work: Clinical process for new practitioners* (2nd ed.). New York, NY: Guilford.

Liese, B. S., & Beck, J. S. (1997). Cognitive therapy supervision. In C. E. Watkins (Ed.),*Handbook of psychotherapy supervision* (pp. 114–133). New York, NY: Wiley.

Linehan, M. M. (1993). *Cognitive-behavioral treatment of borderline personality disorder.* New York, NY: Guilford.

López, S. R. (1997). Cultural competence in psychotherapy: A guide for clinicians and their supervisors. In C. E. Watkins (Ed.), *Handbook of psychotherapy supervision* (pp. 570–588). New York, NY: Wiley.

Martell, C. R., Dimidjian, S., & Herman-Dunn, R. (2010). *Behavioral activation for depression: A clinician's guide*. New York, NY: Guilford.

Martell, C. R., Safran, S. A., & Prince, S. E. (2003). *Cognitive-behavioral therapies with lesbian, gay, and bisexual clients*. New York, NY: Guilford.

Mayo, J. A. (2004). Psychotherapy with African American populations: Modifications of traditional approaches. *Annals of the American Psychotherapy Association, 7*, 10–13.

McCullough, J. P. (2000). *Treatment for chronic depression: Cognitive Behavioral Analysis System of Psychotherapy (CBASP)*. New York, NY: Guilford.

McCullough, L., Bhatia, M., Ulvenes, P., Berggraf, L., & Osborn, K. (2011). Learning how to rate video-recorded therapy sessions: A practical guide for trainees and advanced clinicians. *Psychotherapy, 48*, 127–137.

McIntyre, K. M., Norton, J. R., & McIntyre, J. S. (2009). Psychiatric interview, history, and mental status examination. In B. J. Sadock, V. A. Sadock, & P. Ruiz (Eds.), *Kaplan & Sadock's comprehensive textbook of psychiatry* (9th ed., pp. 886–907). Baltimore, MD: Lippincott, Williams, & Wilkins.

Meehl, P. E. (1954). *Clinical vs. statistical prediction: A theoretical analysis and a review of the evidence*. Minneapolis, MN: University of Minnesota Press.

Miller, S., & Duncan, B. (2000). *The Outcome Rating Scale*. Chicago, IL: Author.

Milne, D. (2009). *Evidence-based clinical supervision: Principles and practice*. Leicester, UK: BPS Blackwell.

Milne, D., & Reiser, R. (2008). *Supervision: Adherence and Guidance Evaluation (SAGE)*. Unpublished instrument, available from the first author.

Milne, D., Reiser, R., Aylott, H., Dunkerley, C., Fitzpatrick, H., & Wharton, S. (2010). The systematic review as an empirical approach to improving CBT supervision. *International Journal of Cognitive Therapy, 3*, 278–294.

Moffic, H. S., & Kinzie, J. D. (1996). The history and future of cross-cultural psychiatric service. *Community Mental Health Journal, 32*, 581–592.

Needleman, L. (1999). *Cognitive case conceptualization: A guide for practitioners*.Mahwah, NJ: Lawrence Erlbaum Associates.

Neenan, M. & Dryden, W. (2004). *Cognitive therapy: 100 key points and techniques*. New York, NY: Brunner-Routledge.

Neimeyer, R. A., & Mahoney, M. J. (Eds.). (1995). *Constructivism in psychotherapy*. Washington, DC: American Psychological Association.

Newman, C. F. (1994). Understanding client resistance: Methods for enhancing motivation to change. *Cognitive and Behavioral Practice, 1*, 47–69.

Newman, C. F. (1998). The therapeutic relationship and supervisory relationship in cognitive-behavioral therapy: similarities and differences. *Journal of Cognitive Psychotherapy: An International Quarterly, 12*, 95–108.

Newman, C. F. (2000). Hypotheticals in cognitive psychotherapy: Creative questions, novel answers, and therapeutic change. *Journal of Cognitive Psychotherapy: An International Quarterly, 14*, 135–147.

Newman, C. F. (2002). A cognitive perspective on resistance in psychotherapy. *Journal of Clinical Psychology, 58*, 165–174.

Newman, C. F. (2005). Reducing the risk of suicide in clients with bipolar disorder: Interventions and safeguards. *Cognitive and Behavioral Practice, 12*, 76–88.

Newman, C. F. (2007). The therapeutic relationship in cognitive therapy with difficult-to-engage clients. In P. Gilbert & R. L. Leahy (Eds.), *The therapeutic relationship in the cognitive-behavioral psychotherapies* (pp. 165–184). New York, NY: Routledge/Taylor & Francis.

Newman, C. F. (2010). Competency in conducting cognitive-behavioral therapy: Foundational, functional, and supervisory aspects. *Psychotherapy: Theory, Research, Practice, Training, 47*, 12–19.

Newman, C. F. (2011a). Cognitive behavior therapy for depressed adults. In D. W. Springer, A. Rubin, & C. G. Beevers (Eds.), *Clinician's guide to evidence-based practice: Treatment of depression in adolescents and adults* (pp. 69–111). Hoboken, NJ: Wiley.

Newman, C. F. (2011b). When clients' morbid avoidance and chronic anger impede their response to cognitive-behavioral therapy for depression. *Cognitive and Behavioral Practice, 18*, 350–361.

Newman, C. F. (2013). Training CBT supervisors: Didactics, simulated practice, and "meta-supervision." *Journal of Cognitive Psychotherapy.*

Newman, C. F., & Beck, J. S. (2008). Selecting, training, and supervising therapists in randomized, controlled trials. In A. M. Nezu & C. M. Nezu (Eds.), *Evidence-based outcome research: A practical guide to conducting randomized controlled trials for psychosocial interventions* (pp. 245–262). Oxford, UK: Oxford University Press.

Newman, C. F., Leahy, R. L., Beck, A. T., Reilly-Harrington, N., & Gyulai, L. (2001). *Bipolar disorder: A cognitive therapy approach.* Washington, DC: The American Psychological Association.

Newman, C. F., & Strauss, J. S. (2003). When clients are untruthful: Implications for the therapeutic alliance, case conceptualization, and intervention. *Journal of Cognitive Psychotherapy: An International Quarterly, 17*, 241–252.

Nezu, A. M., Nezu, C. M., & Lombardo, E. (2004). *Cognitive-behavioral case formulation and treatment design: A problem-solving approach.* New York, NY: Springer.

Nezu, A. M., Nezu, C. M., & Perri, M. G. (1989). *Problem-solving therapy for depression: Theory, research, and clinical guidelines.* New York, NY: Wiley.

Nezu, A. M., Ronan, G. F., Meadows, E., & McClure, K. S. (Eds.). (2000). *Practitioner's guide to empirically based measures of depression.* New York, NY: Springer-Verlag.

Nisbett, R.E. (2003). *The geography of thought: How Asians and Westerners think differently . . . and why*. New York, NY: Free Press.

Norcross, J. C., & Goldfried, M. R. (Eds.). (2005). *Handbook of psychotherapy integration* (2nd ed.). New York, NY: Oxford University Press.

Norcross, J. C., & Lambert, M. J. (2011). Psychotherapy relationships that work II.*Psychotherapy, 48*, 4–8.

O'Donohue, W. T. (1998). *Learning and behavior therapy*: Needham Heights, MA: Allyn & Bacon.

O'Donohue, W. T., & Fisher, J. E. (Eds.). (2009). *General principles and empirically supported techniques of cognitive behavior therapy*. Hoboken, NJ: Wiley.

Organista, K. C. (2000). Latinos. In J. R. White & A. S. Freeman (Eds.), *Cognitive- behavioral group therapy for specific problems and populations* (pp. 281–303). Washington, DC: American Psychological Association.

Organista, K. C., & Muñoz, R. F. (1996). Cognitive behavioral therapy with Latinos. *Cognitive and Behavioral Practice, 3*, 255–270.

Overholser, J. C. (2010). Psychotherapy according to the Socratic method: Integrating ancient philosophy with contemporary cognitive therapy. *Journal of Cognitive Psychotherapy: An International Quarterly, 24*, 354–363.

Padesky, C. A. (1996). Developing cognitive therapist competency: Teaching and supervision models. In P. M. Salkovskis (Ed.), *Frontiers of cognitive therapy* (pp. 266–292). New York, NY: Guilford.

Paris, J. (2007). *Half in love with death: Managing the chronically suicidal patient*. Mahwah, NJ: Lawrence Erlbaum Associates.

Parks, C. W., Jr., & Hollon, S. D. (1988). Cognitive assessment. In A. S. Bellack & M. Hersen (Eds.), *Behavioral assessment: A practical handbook* (3rd ed., pp. 161–212). Elmsford, NY: Pergamon Press.

Persons, J. (2008). *The case formulation approach to cognitive-behavior therapy*. New York, NY: Guilford.

Prochaska, J. O., DiClemente, C. C., & Norcross, J. P. (1992). In search of how people change: Applications to addictive behaviors. *American Psychologist, 47*, 1102–1114.

Ramseyer, F., & Tschacher, W. (2011). Non-verbal synchrony in psychotherapy: Coordinated body movement reflects relationship quality and outcome. *Journal of Consulting and Clinical Psychology, 79*, 284–295.

Rees, C. S., McEvoy, P., & Nathan, P. R. (2005). Relationship between homework completion and outcome in cognitive behaviour therapy. *Cognitive Behaviour Therapy, 34*, 242–247.

Resick, P. A., & Schnicke, M. K. (1993). *Cognitive processing therapy for rape victims: A treatment manual*. London: Sage.

Riso, L. P., du Toit, P. L., Stein, D. J., & Young, J. E. (2007). *Cognitive schemas and core beliefs in psychological problems: A scientist-practitioner guide*. Washington, DC: American Psychological Association.

Rodolfa, E., Bent, R., Eisman, E., Nelson, P., Rehm, L., & Ritchie, P. (2005). A cube model for competency development: Implications for psychology educators and regulators. *Professional Psychology: Research and Practice, 36*, 347−354.

Roth, A. D., & Pilling, S. (2007). *The competences required to deliver competent cognitive and behavioural therapy for people with depression and with anxiety disorders.* Manual prepared for the Department of Health, United Kingdom.

Safran, J. D., & Muran, J. C. (2000). *Negotiating the therapeutic alliance: A relational treatment guide.* New York, NY: Guilford.

Safran, J. D., Muran, J. C., & Eubanks-Carter, C. (2011). Repairing alliance ruptures. *Psychotherapy, 48*, 80−87.

Safran, J. D., Muran, J. C., Samstag, L. W., & Stevens, C. (2001). Repairing alliance ruptures. *Psychotherapy: Theory, Research, Practice, Training, 38*, 406−412.

Safran, J. D. & Segal, Z. V. (1990). *Interpersonal process in cognitive therapy.* Lanham, MD: Jason Aronson.

Schmidt, N. B., Joiner, T. E., Jr., Young, J. E., & Telch, M. J. (1995). The Schema Questionnaire: Investigation of psychometric properties and the hierarchical structure of a measure of maladaptive schemata. *Cognitive Therapy and Research, 19*, 295−321.

Schotte, D., & Clum, G. (1987). Problem-solving skills in suicidal psychiatric clients. *Journal of Consulting and Clinical Psychology, 55*, 49−54.

Scott, J., Paykel, E., Morriss, R., Bentall, R., Kinderman, P., Johnson, T., Abbott, R., & Hayhurst, H. (2006). Cognitive-behavioural therapy for severe and recurrent bipolar disorders: Randomised controlled trial. *British Journal of Psychiatry, 188*, 313−320.

Sperry, L. T. (2010). *Core competencies in counseling and psychotherapy: Becoming a highly competent and effective therapist.* New York, NY: Routledge/Taylor & Francis.

Spielberger, C. D. (1983). *Manual for the State-Trait Anxiety Inventory STAI (Form Y).* Palo Alto, CA: Consulting Psychologists Press.

Spielberger, C. D. (1999). *STAXI-2: The state-trait anger expression inventory professional manual.* Odessa, FL: Psychological Assessment Resources.

Spinhoven, P., Bockting, C. L. H., Kremers, I. P., Schene, A. H., & Williams, J. M. G. (2007). The endorsement of dysfunctional attitudes is associated with an impaired retrieval of specific autobiographical memories in response to matching cues. *Memory, 15*, 324−338.

Strauss, J. L., Hayes, A. M., Johnson, S. L., Newman, C. F., Barber, J. P., Brown, G. K., Laurenceau, J. P., & Beck, A. T. (2006). Early alliance, alliance ruptures, and symptom change in cognitive therapy for avoidant and obsessive-compulsive personality disorders. *Journal of Consulting and Clinical Psychology, 74*, 337−345.

Strunk, D. R., Brotman, M., & DeRubeis, R. J. (2010). The process of change in cognitive therapy for depression: Predictors of early inter-session symptom gains. *Behaviour Research and Therapy, 48*, 599−606.

Strunk, D. R., DeRubeis, R. J., Chiu, A. W., & Alvarez, J. (2007). Patients' competence in and performance of cognitive therapy skills: Relation to the reduction of relapse risk following treatment for depression. *Journal of Consulting and Clinical Psychology, 75,* 523–530.

Sturmey, P. (Ed.). (2009). *Clinical case formulation: Varieties of approaches.* London: Wiley-Blackwell.

Sudak, D. (2011). *Combining CBT and medication: An evidence-based approach.* Hoboken, NJ: Wiley.

Sue, S. (1998). In search of cultural competence in psychotherapy and counseling. *American Psychologist, 53,* 440–448.

Tang, T. Z., Beberman, R., DeRubeis, R. J., & Pham, T. (2005). Cognitive changes, critical sessions, and sudden gains in cognitive-behavioral therapy for depression. *Journal of Consulting and Clinical Psychology, 73,* 168–172.

Tang, T. Z., & DeRubeis, R. J. (1999). Sudden gains and critical sessions in cognitive-behavioral therapy for depression. *Journal of Consulting and Clinical Psychology, 67,* 894–904.

Tarrier, N. (Ed.). (2006). *Case formulation in cognitive-behavioral therapy: The treatment of challenging and complex cases.* New York, NY: Routledge/Taylor & Francis.

Tee, J., & Kazantzis, N. (2010). Collaborative empiricism in cognitive therapy: A definition and theory for the relationship construct. *Clinical Psychology: Science and Practice, 18,* 47–61.

Trepka, C., Rees, A., Shapiro, D. A., Hardy, G. E., & Barkham, M. (2004). Therapist competence and outcome of cognitive therapy for depression. *Cognitive Therapy and Research, 28,* 143–157.

Tseng, W. S., & Streltzer, J. (Eds.). (2004). *Cultural competence in clinical psychiatry.* Washington, DC: American Psychiatric Publishing.

Waller, G. (2009). Evidence-based treatment and therapist drift. *Behaviour Research and Therapy, 47,* 119–127.

Webb, C. A., DeRubeis, R. J., Amsterdam, J. D., Shelton, R. C., Hollon, S. D., & Dimidjian, S. (2011). Two aspects of the therapeutic alliance: Differential relations with depressive symptom change. *Journal of Consulting and Clinical Psychology, 79,* 279–283.

Weishaar, M. E. (1996). Cognitive risk factors in suicide. In P. M. Salkovskis (Ed.), *Frontiers of cognitive therapy* (pp. 226–249). New York, NY: Guilford.

Weissman, A. N., & Beck, A. T. (1978). Development and validation of the Dysfunctional Attitudes Scale: A preliminary investigation. Paper presented at the Annual Meeting of the American Educational Research Association, Toronto, Canada.

Wells, A. (2009). *Metacognitive therapy for anxiety and depression.* New York, NY: Guilford.

Wenzel, A., Brown, G. K., & Beck, A. T. (2009). *Cognitive therapy for suicidal clients: Scientific and clinical applications.* Washington, DC: American Psychological Association.

Whaley, A. L., & Davis, K. E. (2007). Cultural competence and evidence-based practice in mental health services: A complementary perspective. *American Psychologist, 62,* 563–574.

Wheeler, H. A., Blankstein, K. R., Antony, M. M., McCabe, R. E., & Bieling, P. J. (2011). Perfectionism in anxiety and depression: Comparisons across disorders, relations with symptom severity, and role of comorbidity. *International Journal of Cognitive Therapy, 4,* 66–91.

Whisman, M. A. (Ed.). (2008). *Adapting cognitive therapy for depression: Managing complexity and comorbidity*. New York, NY: Guilford.

Williams, J. B. (1988). A structured interview guide for the Hamilton Depression Rating Scale. *Journal of Neurology, Neurosurgery, and Psychiatry, 23*, 56–62.

Williams, J. M. G., Teasdale, J. D., & Segal, Z. V. (2007). *The mindful way through depression: Freeing yourself from chronic unhappiness*. New York, NY: Guilford.

Wilson, G. T. (2007). Manual-based treatment: Evolution and evaluation. In T. A. Treat, R. R. Bootzin, & T. B. Baker (Eds.), *Psychological clinical science: Papers in honor of Richard M. McFall* (pp. 105–132). New York, NY: Psychological Press.

Wright, J. H., Basco, M. R., & Thase, M. (2006). *Learning cognitive-behavior therapy: An illustrated guide*. Arlington, VA: American Psychiatric Publishing.

Wright, J. H., Wright, A. S., & Beck, A. T. (2004). *Good days ahead: The multi-media program for cognitive therapy*. Louisville, KY: Mindstreet.

Wright, J. H., Wright, A. S., Salmon, P., Beck, A. T., Kuykendall, J., Goldsmith, L. J., & Zickel, M. B. (2002). Development and initial testing of a multimedia program for computer-assisted cognitive therapy. *American Journal of Psychotherapy, 56*, 76–86.

Young, J., & Beck, A. T. (1980). Cognitive Therapy Rating Scale Manual. Unpub lished manuscript. University of Pennsylvania, Philadelphia, PA.

Young, J. E., Klosko, J. S., & Weishaar, M. E. (2003). *Schema therapy: A practitioner's guide*. New York, NY: Guilford.

Young, R. C., Biggs, J. T., Ziegler, V. E., & Meyer, D. A. (1978). A rating scale for mania: Reliability, validity, and sensitivity. *British Journal of Psychiatry, 133*, 429–435.